Hyandavi Balla
Divya Uppala

Imunohistoquímica na Patologia da Cabeça e Pescoço

Hyandavi Balla
Divya Uppala

Imunohistoquímica na Patologia da Cabeça e Pescoço

Iluminação do diagnóstico

ScienciaScripts

Imprint

Any brand names and product names mentioned in this book are subject to trademark, brand or patent protection and are trademarks or registered trademarks of their respective holders. The use of brand names, product names, common names, trade names, product descriptions etc. even without a particular marking in this work is in no way to be construed to mean that such names may be regarded as unrestricted in respect of trademark and brand protection legislation and could thus be used by anyone.

Cover image: www.ingimage.com

This book is a translation from the original published under ISBN 978-620-7-84331-2.

Publisher:
Sciencia Scripts
is a trademark of
Dodo Books Indian Ocean Ltd. and OmniScriptum S.R.L publishing group

120 High Road, East Finchley, London, N2 9ED, United Kingdom
Str. Armeneasca 28/1, office 1, Chisinau MD-2012, Republic of Moldova, Europe
Printed at: see last page
ISBN: 978-620-7-93428-7

Copyright © Hyandavi Balla, Divya Uppala
Copyright © 2024 Dodo Books Indian Ocean Ltd. and OmniScriptum S.R.L publishing group

ÍNDICE

INTRODUÇÃO

A imunohistoquímica (IHC) é um método utilizado na rotina de diagnóstico diária e utiliza o princípio de que os anticorpos reconhecem antigénios em diferentes tecidos. É um exame suplementar aprovado do tecido, para além da coloração básica com Hematoxilina e Eosina. A imunohistoquímica é importante no diagnóstico, na investigação e na determinação do comportamento e da patogénese dos tumores orais. Foram desenvolvidos protocolos de imunohistoquímica utilizando anticorpos marcados com cromogéneos para identificar marcadores específicos. Nestes protocolos, as reacções antigénio-anticorpo que utilizam cromogéneos não fluorescentes são analisadas num microscópio ótico. Os marcadores de diagnóstico específicos aparecem extensivamente nas células de uma determinada neoplasia e não noutros tumores. Estes marcadores podem ser utilizados para avaliar a linhagem celular e a origem histogénica de várias neoplasias. O método pode ser realizado em amostras de tecido fixadas em formalina e incluídas em parafina e também em secções congeladas.

A aplicação de métodos de investigação imunológica à histopatologia resultou numa melhoria significativa do diagnóstico microscópico de neoplasias. Embora a análise histológica de secções de tecido coradas com Hematoxilina e Eosina continue a ser o cerne da prática da patologia cirúrgica da cabeça e do pescoço, a imuno-histoquímica tornou-se uma ferramenta poderosa no armamentário do patologista. Proporciona uma vantagem significativa no diagnóstico de tumores difíceis e equívocos. A imuno-histoquímica também forneceu informações sobre a histopatogénese do tumor e contribuiu para uma determinação mais exacta do prognóstico do doente. A expressão tumoral previsível de muitos dos mesmos antigénios (uma proteína macromolecular ou polissacárido que se pode ligar a uma molécula de anticorpo) que as suas células de origem ou homólogos de tecido normal valida o princípio da classificação tumoral por imunohistoquímica. A aplicação da imunohistoquímica na distinção de neoplasias orais indiferenciadas de diferentes origens foi conseguida através da deteção de antigénios tumorais utilizando anticorpos conhecidos. Assim, a imunohistoquímica é importante no diagnóstico, investigação e determinação do comportamento e patogénese dos tumores da cabeça e pescoço.

Antigénios e anticorpos

Um antigénio é qualquer substância que provoca uma resposta imunológica. A maioria dos antigénios são proteínas de um organismo estranho. A parte de um antigénio que interage com um anticorpo é designada por epítopo. Um antigénio pode ter vários epítopos, e um anticorpo específico reconhece cada um desses epítopos. [1]

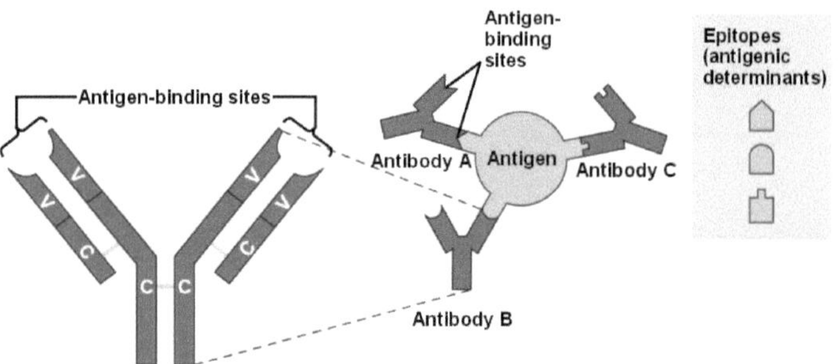

Figura 1: Interação Antigénio-Anticorpo

Os anticorpos são sintetizados exclusivamente pelos linfócitos B e podem estar presentes numa forma solúvel como proteínas do soro ou ligados à membrana na superfície dos mastócitos ou dos linfócitos B. Quando o sistema imunitário detecta antigénios estranhos, começa a produzir anticorpos. Os anticorpos podem ligar-se a um determinado antigénio com uma especificidade muito elevada. Um micróbio pode ter vários locais de ligação antigénica (epítopos) onde diferentes anticorpos se podem ligar. Os anticorpos pertencem a uma família de proteínas denominadas gamaglobulinas e são também designados por imunoglobulinas. As estruturas básicas das imunoglobulinas são as mesmas para todos os anticorpos: Uma proteína em forma de Y que compreende duas cadeias leves e duas cadeias pesadas ligadas por ligações dissulfureto. [2]

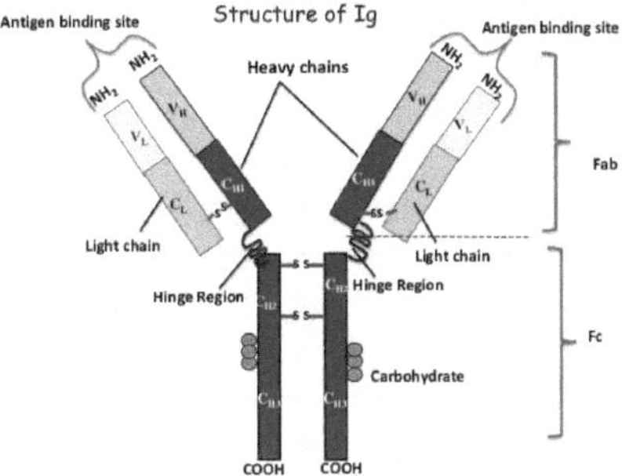

Figura 2: A estrutura de anticorpos da IgG como exemplo.

Tanto as cadeias pesadas como as cadeias leves são idênticas entre si, e cada cadeia contém uma região constante e uma região variável. As regiões variáveis contêm o local de ação da imunoglobulina, ligando o antigénio ao anticorpo. Os locais de ação são também conhecidos como parátopos.

A região constante da cadeia pesada está dividida em domínios, também conhecidos como regiões de homologia de sequência. Entre o primeiro e o segundo domínios da região constante da cadeia pesada, existe uma região interdomínios conhecida como região de charneira. A região de charneira torna o anticorpo mais extensível e flexível. No entanto, esta região só se encontra na IgD, IgG e IgA. [3]

A estrutura do anticorpo também pode ser dividida em dois fragmentos diferentes. O fragmento de ligação ao antigénio (Fab) é a região que se liga aos antigénios, enquanto a região do fragmento cristalizável (Fc) é a cauda do anticorpo. A região Fc interage com receptores de superfície celular chamados receptores Fc que se encontram nos macrófagos, neutrófilos e células natural killer (NK). Isto permite que o anticorpo não só interaja com antigénios, mas também active o sistema imunitário. [4]

Com base na estrutura da região constante, as imunoglobulinas estão divididas em cinco classes principais: IgG, IgA, IgM, IgD e IgE. É a estrutura das cadeias pesadas que decide a que classe pertence um anticorpo.

CLONALIDADE:

A clonalidade é definida como o facto ou a condição de ser geneticamente idêntico, em relação a um progenitor, irmão ou outra fonte biológica". [5] Este é também um termo comummente utilizado na imuno-histoquímica (IHC), uma vez que os anticorpos podem ser policlonais ou monoclonais. A escolha de anticorpos monoclonais ou policlonais na IHC depende do tecido ou da proteína que o investigador pretende examinar. [6]

Recomenda-se a utilização dos anticorpos policlonais para a deteção de níveis baixos de um antigénio específico, de alvos em soluções e de proteínas desnaturadas. Quando utilizados em IHC, a probabilidade de coloração de fundo é maior em comparação com os anticorpos monoclonais. [7,8] Por outro lado, os anticorpos policlonais são mais robustos quando utilizados em amostras de tecido processadas por rotina. [9] Os anticorpos monoclonais e policlonais também diferem no que se designa por reatividade cruzada. O termo reatividade cruzada descreve uma reação que pode ocorrer quando um antigénio reage com vários anticorpos. O caso comum é que vários antigénios partilham pelo menos um epítopo comum. A reatividade cruzada também pode ocorrer durante a recuperação de antigénios, quando as alterações num ou vários epítopos podem ser induzidas por acidente. [6] Um terceiro exemplo, e o mais importante, de reatividade cruzada na IHC é a reatividade cruzada entre espécies. A espécie em que o anticorpo primário é gerado deve ser sempre diferente da espécie do tecido ou da proteína que se pretende detetar. Se se pretender detetar uma proteína de ratazana, o anticorpo primário não deve ser gerado numa ratazana. Se o anticorpo primário também for de uma ratazana, o anticorpo secundário, que é adicionado mais tarde, pode ter uma reação cruzada tanto com o anticorpo primário como com as imunoglobulinas endógenas do tecido da ratazana. Escusado será dizer que a coloração IHC não será bem sucedida. Um anticorpo primário de cabra seria uma escolha mais apropriada. Ao escolher um anticorpo secundário, este deve ser contra a espécie hospedeira do anticorpo primário. No exemplo acima, o anticorpo secundário seria anti-cabra. [9] A diluição deve ser tida em consideração quando se trabalha com anticorpos. Quando os anticorpos são recebidos dos produtores, estão altamente concentrados. Isto significa que os anticorpos têm de ser diluídos e ajustados a cada experiência para se obter o contraste ideal. O intervalo de diluição recomendado está sempre escrito na folha de dados que acompanha cada anticorpo, o que torna o trabalho um pouco mais fácil.

Tipos de anticorpos:

1. Anticorpos policlonais

2. Anticorpos monoclonais

Anticorpos policlonais:

Reagem com vários epítopos no antigénio contra o qual são criados. Os anticorpos policlonais são gerados por diferentes clones de células B, mas são dirigidos contra vários epítopos do mesmo antigénio. [7] Os anticorpos são recolhidos de vários clones de células B diferentes que foram activados pelo sistema imunitário do animal hospedeiro. Animais como o coelho, a ovelha, a cabra, o rato, etc. são injectados com um antigénio específico que faz com que os clones de células B produzam anticorpos contra ele. Quando o soro dos animais hospedeiros é recolhido, contém uma mistura heterogénea de anticorpos policlonais de elevada afinidade.

Anticorpos monoclonais: Descritos pela primeira vez por Georges Kohler e Cesar. Os anticorpos de um determinado clone são imunoquimicamente idênticos e reagem com um epítopo específico no antigénio contra o qual são criados. Milstein (1975) descreveu-os como produto de um clone individual de células plasmáticas.

Os anticorpos monoclonais são gerados por um único clone de células B. Por conseguinte, são uma população homogénea. Estes anticorpos são idênticos e reconhecem um único epítopo no antigénio. Se a célula B produtora de anticorpos for fundida com uma célula de mieloma, a unidade é imortalizada e pode dar um fornecimento constante de anticorpos. [7] Uma vez que os anticorpos monoclonais são altamente específicos, exemplos de utilização recomendada são a deteção de um antigénio específico, de uma única proteína ou a coloração de células com menos coloração de fundo. Por outras palavras, são óptimos para utilização em IHC. Os anticorpos policlonais tendem a ter uma reatividade mais inespecífica e a variabilidade de lote para lote é elevada.

A técnica de produção de anticorpos monoclonais baseia-se no facto de cada linfócito B produzir anticorpos com uma única especificidade. Como os linfócitos B normais não podem crescer indefinidamente, é necessário imortalizar as células B que produzem um anticorpo específico. Isto é conseguido através da fusão celular, ou hibridação de células somáticas, entre uma célula B normal produtora de anticorpos e uma célula de mieloma, seguida da seleção de células fundidas que segregam anticorpos da especificidade desejada derivados da célula B normal. Estas linhas de células imortalizadas produtoras de anticorpos derivadas da fusão são designadas hibridomas e os anticorpos que produzem são anticorpos monoclonais.

A técnica de produção de hibridomas requer linhas de células de mieloma cultivadas que crescerão em meio de cultura normal, mas não num meio de "seleção" definido, porque lhes faltam genes funcionais necessários para a síntese de ADN neste meio de seleção. A fusão de células normais com estes parceiros de fusão de mieloma defeituosos fornece os genes necessários das células normais, de modo a que apenas os híbridos de células somáticas cresçam no meio de seleção. Além disso, a propriedade de crescimento descontrolado da célula do mieloma torna esses híbridos imortais. As linhas celulares do mieloma que podem ser utilizadas como parceiros de fusão são criadas através da indução de defeitos nas vias de síntese de nucleótidos.

As células animais normais sintetizam nucleótidos de purina e timidilato, ambos precursores do ADN, através de uma via de novo que requer tetrahidrofolato. Os medicamentos antifolato, como a aminopterina, bloqueiam a ativação do tetrahidrofolato, inibindo assim a síntese de purinas e, por conseguinte, impedindo a síntese de ADN pela via de novo. As células tratadas com aminopterina podem utilizar uma via de recuperação em que a purina é sintetizada a partir da hipoxantina fornecida exogenamente pela enzima hipoxantina-guanina fosforibosil transferase (HGPRT) e o timidilato é sintetizado a partir da timidina pela enzima timidina quinase (TK).

Por conseguinte, as células só crescem na presença de aminopterina se o meio de cultura for também suplementado com hipoxantina e timidina (denominado meio HAT). As linhas celulares de mieloma podem ser deficientes em HGPRT ou TK por mutagénese seguida de seleção em meios que contêm substratos para estas enzimas que produzem produtos letais. Apenas as células deficientes em HGPRT ou TK sobreviverão sob estas condições de seleção. Estas células de mieloma negativas para HGPRT ou TK não podem utilizar a via de recuperação e, por conseguinte, morrerão em meio HAT. Se as células B normais forem fundidas com células HGPRT ou TK negativas, as células B fornecem as enzimas necessárias para que os híbridos sintetizem ADN e cresçam em meio HAT.

Para produzir um anticorpo monoclonal específico para um determinado antigénio, um rato ou uma ratazana é imunizado com esse antigénio e as células B são isoladas do baço ou dos gânglios linfáticos do animal. Estas células B são depois fundidas com uma linha celular imortalizada apropriada. As linhas de mieloma são os melhores parceiros de fusão para as células B porque as células semelhantes tendem a fundir-se e a dar origem a híbridos estáveis de forma mais eficiente do que as células diferentes. Na prática atual, as linhas de mieloma que são utilizadas não produzem a sua própria Ig e a fusão celular é conseguida com polietilenoglicol.

Os híbridos são seleccionados para crescimento em meio HAT; nestas condições, as células de mieloma não fundidas HGPRT ou TK negativas morrem porque não podem utilizar a via de salvamento, e as células B não fundidas não podem sobreviver mais de 1 a 2 semanas porque não estão imortalizadas, pelo que apenas os híbridos crescerão. As células fusionadas são cultivadas numa concentração em que se espera que cada poço de cultura contenha inicialmente apenas uma célula de hibridoma. O sobrenadante de cultura de cada poço em que são detectadas células em crescimento é então testado quanto à presença de anticorpos reactivos com o antigénio utilizado para imunização.

O método de rastreio depende do antigénio utilizado. Para os antigénios solúveis, a técnica habitual é o radioimunoensaio ou o ensaio de imunoabsorção enzimática; para os antigénios de superfície celular, pode ser utilizada uma variedade de ensaios de ligação de anticorpos a células viáveis. Uma vez identificados os poços positivos (isto é, os poços que contêm hibridomas que produzem o anticorpo desejado), as células são clonadas em ágar semi-sólido ou por diluição limitante, e os clones que produzem o anticorpo são isolados por outra ronda de rastreio. Estes hibridomas clonados produzem anticorpos monoclonais com a especificidade desejada. Os hibridomas podem ser cultivados em grandes volumes ou como tumores ascíticos em ratinhos singénicos para produzir grandes quantidades de anticorpos monoclonais.

Tabela 1: Diferenças entre anticorpos monoclonais e policlonais

PARÂMETROS	ANTICORPOS POLICLONAIS	ANTICORPOS MONOCLONAIS
Epítopo	Afinidade com diferentes epítopos de um antigénio	Específico para um epítopo de um antigénio
Origem	Derivado de diferentes tipos de células imunitárias (contém uma mistura de anticorpos, principalmente IgG)	Derivado de um único tipo de células imunitárias (Consiste numa classe/subclasse de anticorpos)
Economia	Fácil de produzir e mais barato	Difíceis de produzir e de custo mais elevado
Especificidade	Menos específico	Mais específico
Animais	Produzido principalmente em coelho, seguido de cabras, porquinhos-da-índia, ratos, galinhas, ovelhas e cavalos.	Produzido em ratos e coelhos.
Coloração de fundo	**Mais** Como contêm anticorpos não específicos, é mais provável que reajam de forma cruzada com outras proteínas	**Inferior** Como são mais específicas, têm menos probabilidades de reação cruzada com outras proteínas
Objetivo	Úteis como anticorpos secundários, uma vez que visam múltiplos epítopos, proporcionando uma deteção mais robusta	A especificidade torna-os ideais como anticorpo primário
Variabilidade de lote para lote	Mais propenso	Menos propenso Sempre idênticos, uma vez que são produzidos a partir do mesmo hibridoma

A reação anticorpo-antigénio:

Os anticorpos ligam-se aos antigénios através de forças não covalentes. Estas forças dependem de uma curta distância entre os locais que interagem. Por conseguinte, é essencial um bom ajuste 3D entre os locais de ligação antigénio-anticorpo. Outra caraterística importante é que uma força não covalente é reversível. Isto significa que um complexo anticorpo-antigénio também se pode dissociar. [10]

Esta reação de equilíbrio pode ser ilustrada da seguinte forma:

Figura 3: Formação do complexo antigénio-anticorpo

antigen + antibody ⇄ antigen-antibody complex

Este equilíbrio pressupõe uma associação e dissociação contínuas entre os epítopos e os parátopos. Vários factores, como a temperatura, o pH, a força iónica, o tratamento enzimático, a concentração de anticorpos e antigénios, o número de sítios antigénicos por célula e a duração da incubação podem afetar a reação entre um antigénio e um anticorpo. [11]

A força da ligação e a afinidade dependem da direção em que o equilíbrio é empurrado. Pode ser empurrado para a formação de um complexo imunitário ou para os componentes individuais dissociados.[11]

A temperatura é um fator de grande importância quando se trata de afetar a constante de equilíbrio. Se houver um problema com a ligação dos anticorpos à ligação dos anticorpos, uma boa solução para o problema poderá ser incubar as secções com anticorpos a uma temperatura mais baixa durante um período de tempo mais longo. [11]

Princípios da imunohistoquímica

TermoImmunohistoquímica significa:"Immuno"-Anticorpos,"Histo"-Tecidos e "Química" - Processo de coloração.

Definição: A imuno-histoquímica é uma técnica que permite identificar constituintes celulares ou tecidulares (antigénios) através de interacções antigénio-anticorpo, sendo o local de ligação do anticorpo identificado por marcação direta do anticorpo ou por utilização de um método de marcação de anticorpos secundários. [1]

"Bancroft"

<u>PRINCÍPIO:</u>

Localização de antigénios em secções de tecidos através da utilização de anticorpos marcados como reagentes específicos através de interacções antigénio-anticorpo que são visualizadas por um marcador como um corante fluorescente, uma enzima, um elemento radioativo ou ouro coloidal.

ROTULAGEM:

Rótulos de enzimas:

As enzimas são os marcadores mais utilizados na imunohistoquímica. Ex: Peroxidase de rábano de cavalo (HRP), Fosfatase alcalina, Glucose oxidase, β-D- Galactosidase.

A seleção da enzima depende de uma série de critérios:

- A enzima deve estar disponível numa forma altamente purificada e ser relativamente barata.

- A conjugação (ligação covalente ao anticorpo ou à avidina) ou a ligação não covalente não deve abolir a atividade enzimática, embora a possa diminuir.

- A enzima ligada deve ser estável em solução.
- A atividade enzimática endógena deve interferir apenas minimamente com a coloração específica relacionada com o antigénio.

- Os produtos das reacções enzimáticas devem ser facilmente detectáveis e estáveis.

Horseradish peroxidase: A HRP (peso molecular 40 kD) é a enzima mais utilizada. Esta enzima é isolada da raiz da planta do rábano. A HRP tem como sítio ativo um grupo heme que contém ferro (hematina) e, em solução, é colorida. É normalmente utilizada como marcador de anticorpos devido a:

- A sua pequena dimensão não impede a ligação dos anticorpos a sítios adjacentes.

- A enzima pode ser facilmente obtida numa forma altamente purificada, pelo que a possibilidade de contaminação é minimizada.

- É uma enzima estável e permanece inalterada durante o fabrico, armazenamento e aplicação.

- A atividade endógena é facilmente extinta.

A atividade da HRP na presença de um dador de electrões resulta primeiro na formação de um complexo enzima-substrato e depois na oxidação do dador de electrões. O dador de electrões fornece a força motriz para a continuação da catálise do H_2O_2. Existem vários dadores de electrões que, ao serem oxidados, se transformam em produtos coloridos e, por isso, são chamados cromogéneos. Este facto, juntamente com a propriedade de se tornarem insolúveis após a oxidação, torna estes dadores de electrões úteis na imunohistoquímica.

3, 3'-Tetracloreto de di-aminobenzidina (DAB):
Isto produz um produto final castanho que é altamente insolúvel em álcool e noutros solventes orgânicos. A oxidação do DAB também provoca polimerização, resultando na capacidade de reagir com tetróxido de ósmio, o que aumenta a intensidade da coloração e a densidade eletrónica. Para intensificar a densidade ótica do DAB polimerizado, o cloreto de ouro com sulfureto de prata parece ser o mais bem sucedido. O DAB foi classificado como potencialmente cancerígeno, pelo que deve ser manuseado e eliminado com os devidos cuidados.

3-Amino-9-etilcarbazol (AEC):

Após a oxidação, o AEC forma um produto final vermelho-róseo, que é solúvel em álcool. Por conseguinte, as amostras processadas com AEC não devem ser imersas em álcool ou soluções alcoólicas (hematoxilina de Harris). Em vez disso, deve ser utilizada uma contracoloração aquosa (Hematoxilina de Mayers) e um meio de montagem. A AEC é suscetível de oxidação adicional e, quando exposta a luz excessiva, perde a sua intensidade. Por conseguinte, recomenda-se a conservação no escuro.

4-Cloro-11-Naftol (CN):

O CN precipita-se como um produto final azul. É solúvel em álcool e noutros solventes orgânicos. Ao contrário do DAB, o CN tende a difundir-se a partir do local de precipitação.

p-fenilenodiamina dicloridrato/pirocatecol (reagente de Hanker-Yates):

Obtém-se assim um produto de reação azul-preto, insolúvel em álcool e noutros solventes orgânicos.

Fosfatase alcalina:

No método de coloração por fosfatase imunoalcalina, a enzima hidrolisa ésteres de fosfato de naftol (substrato) em compostos fenólicos e fosfatos. Os fenóis acoplam-se a sais de diazónio incolores (cromogénio) para produzir corantes azo insolúveis e coloridos. Foram utilizadas com êxito várias combinações diferentes de substratos e cromogéneos.

Fosfato de naftol:

Este pode ser utilizado na sua forma ácida ou como sal de sódio. Os cromogéneos Fast

Red TR e Fast Blue BB produzem um produto final vermelho ou azul brilhante, respetivamente. Ambos são solúveis em solventes alcoólicos e outros solventes orgânicos, pelo que devem ser utilizados meios de montagem aquosos. O Fast Red TR é preferível para a coloração de esfregaços celulares.

Nova fucsina: Dá origem a um produto final vermelho. A nova fucsina é insolúvel em álcool. A intensidade da coloração obtida com a utilização da nova fucsina é superior à obtida com o Fast Red TR ou o Fast Blue BB.

A glucose oxidase pode ser desenvolvida para produzir uma reação azul-marinho com tetrazólio.

Beta-D-galactosidase: Produto final da reação com azul turquesa. A atividade enzimática endógena não constitui um problema, uma vez que a enzima endógena de mamíferos tem um pH ótimo diferente do da enzima marcadora.

Intensificadores de cromogéneo

Os intensificadores devem ser aplicados imediatamente após a lavagem das lâminas com água desionizada de grau reagente ou filtrada. Os intensificadores requerem a presença da reação original e não devem transformar um resultado de coloração não reativo num resultado positivo. Os intensificadores são normalmente metais pesados como o cobre, a prata, o níquel, o ouro ou o cobalto.

Etiquetas de metal coloidal

Ouro coloidal: Quando utilizado isoladamente, tem uma cor rosa quando visto à luz transmitida. A prata também pode ser utilizada como conjugado e dá uma cor amarela. O ouro coloidal tem uma utilização muito mais ampla na microscopia eletrónica.

Etiquetas fluorescentes

A fluoresceína é o fluorocromo mais utilizado, com uma vasta gama de absorção e uma emissão caraterística de cor verde-maçã. Os conjugados de rodamina absorvem luz verde e emitem uma luz verde-alaranjada. Outros fluorocromos utilizados são o vermelho do Texas, que tem absorção e emissão semelhantes às da rodamina. A ficoeritrina (PE), que tem uma absorção na gama do azul e uma emissão vermelha.

Radiolabels: Os radioisótopos como marcadores requerem instalações autoradiográficas. Utilização limitada a estudos de quantificação.

O princípio da IHC é conhecido desde 1930. Coons et al. relataram o primeiro estudo de IHC em 1942, no qual identificaram agentes pneumocócicos em tecido infetado. [12] Atualmente, a IHC é um método amplamente utilizado para localizar antigénios em células ou tecidos biológicos, com base na interação entre antigénios e anticorpos. É utilizado no diagnóstico de doenças, no desenvolvimento de medicamentos e na investigação biológica. [13] Além disso, os anticorpos são muito selectivos no reconhecimento dos seus antigénios, o que os torna uma ferramenta perfeita para a IHC. Em condições naturais, os antigénios induzem a produção de anticorpos. Este processo é imitado quando os anticorpos para IHC são fabricados. Os antigénios sintetizados com a estrutura de uma proteína natural são injectados em animais hospedeiros (ratazanas, ovelhas, cabras, etc.), que produzem então anticorpos contra o antigénio sintetizado. [14]

MÉTODOS IMUNOHISTOQUÍMICOS

I. Técnica tradicional direta

II. Técnica indireta em duas etapas

Técnica indireta de cadeia polimérica em

duas etapas Técnicas de complexos

anticorpo-enzima não marcados

III. Técnica de coloração com prata imunogold (IGSS)

IV. (Strept) técnicas de avidina-biotina

V. Técnica de marcação de haptenos

Amplificação do sinal da tiramida biotinilada

Amplificação de sinal catalisada sem biotina (CSA II)

1. Técnica tradicional direta

O anticorpo primário é conjugado diretamente com a etiqueta. O marcador pode ser um fluorocromo ou uma enzima. O anticorpo marcado reage diretamente com o antigénio. Esta técnica é rápida e fácil de utilizar. Não tem a sensibilidade alcançada por outras técnicas. [15]

II. Técnica indireta em duas etapas:

Um anticorpo secundário marcado, dirigido contra a imunoglobulina da espécie animal em que o anticorpo primário foi criado, visualiza um anticorpo primário não marcado. A marcação com HRP é a mais utilizada. Trata-se de um método mais sensível, uma vez que vários anticorpos secundários podem reagir com diferentes sítios antigénicos no anticorpo primário, aumentando a amplificação do sinal.

Técnica indireta em duas etapas da cadeia de polímeros:

Utiliza anticorpo primário não conjugado seguido de anticorpo secundário conjugado com cadeia de dextrano polimérico marcado com enzima. O método é isento de biotina e não reage com a biotina endógena. A técnica está a revelar-se útil para a coloração multicolorida na preparação de uma única lâmina.

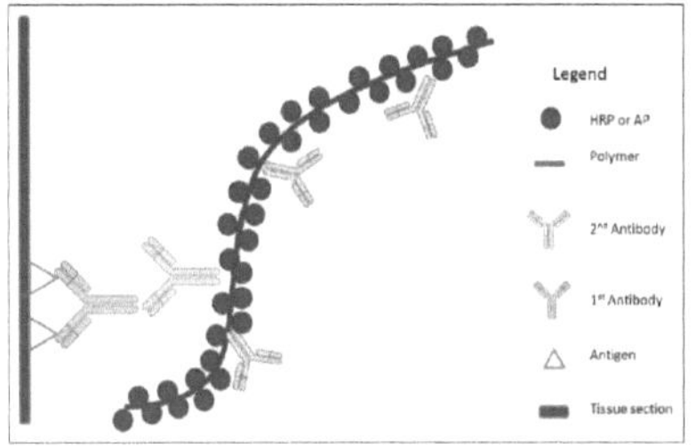

Figura 4: Técnica indireta em duas fases da cadeia polimérica

Técnicas de complexos anticorpo-enzima não marcados:

Complexos peroxidase-antiperoxidase (PAP): O anticorpo secundário tem dois sítios de ligação, um liga-se ao anticorpo primário e o outro ao complexo Peroxidase-anti-peroxidase de coelho - Sternberger (1979). Os anticorpos contra a fosfatase alcalina criados no rato podem ser utilizados para formar complexos alcalino-fosfatase-anti-fosfatase alcalina (APAAP). [16, 17, 18, 19]

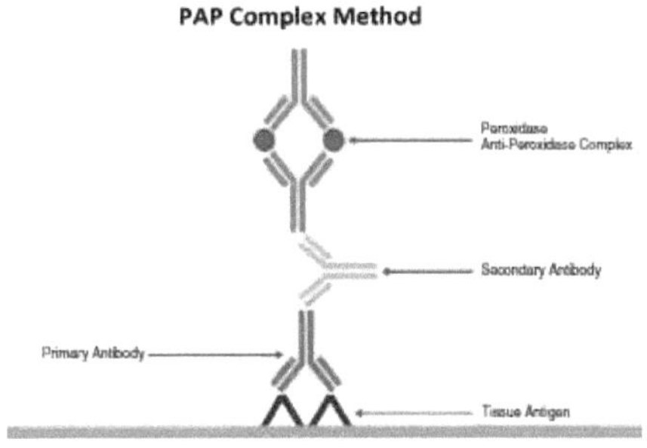

Figura 5: Método complexo PAP

III. Técnica de coloração com Immunogold Sillver (IGSS): A utilização de ouro coloidal como marcador foi introduzida por Faulk e Taylor (1971). Pode ser utilizada tanto por métodos directos como indirectos e tem sido muito utilizada na imunolocalização ultra-estrutural. Não é muito utilizado em imunohistoquímica para microscópio ótico. As partículas de ouro são reforçadas pela adição de camadas de prata metálica para produzir um precipitado de prata metálica que se sobrepõe ao marcador de ouro coloidal. É mais sensível do que a técnica PAP, mas sofre com a formação de depósitos finos de prata no fundo. Pode ser confuso quando se tenta identificar pequenas quantidades de antigénio.

IV. Técnica da avidina-biotina:

Este método foi desenvolvido por Hsu et all (1981). Os métodos imunoenzimáticos podem ser melhorados através da utilização de moléculas de elevada afinidade, a avidina e a biotina. A ligação da avidina à biotina é quase irreversível. A formação de ligações entre a biotina e a avidina é muito rápida, mais forte e, uma vez formada, não é afetada por extremos de pH, temperatura, solventes orgânicos e outros agentes desnaturantes. [20,21,22]

A biotina é uma vitamina (Vitamina H, Vitamina B7, Coenzima R) que está presente em pequenas quantidades em todas as células vivas. É fundamental para uma série de processos biológicos, incluindo o crescimento celular e o ciclo do ácido cítrico. A biotina é abundante em certos tecidos vegetais e animais, como o grão de milho, a gema de ovo, o cérebro, o fígado e o sangue. A biotina (vitamina B7, vitamina H) conjuga-se facilmente com anticorpos e marcadores enzimáticos.

A avidina é altamente glicosilada, sendo cerca de 10% da sua massa total constituída por hidratos de carbono, o que contribui para o seu ponto isoelétrico básico (pI) de 10-10,5 e para a sua elevada solubilidade em água e em soluções salinas aquosas. Uma vez que a avidina é facilmente purificada a partir de claras de ovo de galinha, a sua produção é muito económica. O teor de hidratos de carbono e o pI básico da avidina podem resultar numaelevada quantidade de ligações não específicas. Assim, é necessária uma otimização cuidadosa das condições de bloqueio e lavagem para obter os melhores resultados de ensaio quando é utilizada.

Estreptavidina:

A estreptavidina pode ser isolada da bactéria Streptomyces avidini e, tal como a avidina, possui quatro locais de ligação de elevada afinidade à biotina. Devido à disposição molecular destes sítios de ligação, menos de quatro moléculas de biotina ligam-se efetivamente. A ausência de glicosilação e o pI mais baixo da estreptavidina resultam num menor grau de ligação inespecífica, especialmente de ligação a lectinas, em comparação com o observado para a avidina. Ponto isoelétrico quase neutro (pI = 6,8 a 7,5). A sua produção é mais dispendiosa do que a dos reagentes de ensaio à base de avidina.

Técnicas de estreptavidina-biotina:
É a metodologia mais utilizada. A etiqueta biotinilada e a estreptavidina são adicionadas 30 minutos antes da utilização, para que o complexo se forme completamente. Dado que um grande número de biotinas pode ser ligado a um único anticorpo, podem ser ligadas por cima numerosas moléculas de estreptavidina marcadas. Este facto aumenta a sensibilidade e permite uma maior diluição do anticorpo primário. Os tecidos ricos em biotina endógena, como o fígado e o rim, exigem a utilização de um bloco avidina/biotina antes da aplicação do anticorpo primário.

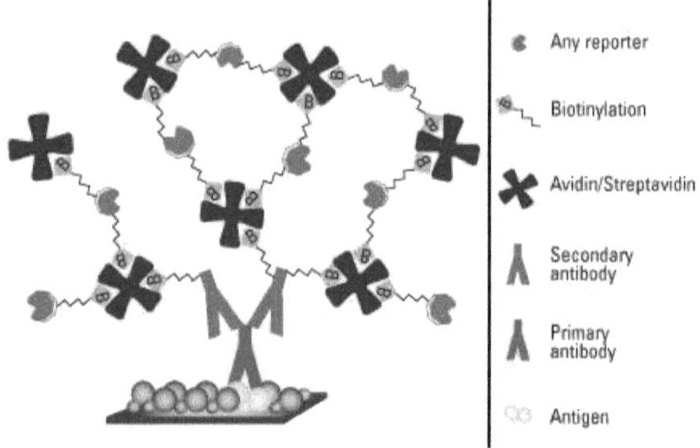

Figura 6: Representação esquemática do método de coloração ABC

V. Técnica de marcação de haptenos:

Foram recomendadas técnicas de ligação utilizando dinitrofenol e ácido arsanílico. O hapteno é ligado ao anticorpo primário e é construído um complexo utilizando um anticorpo anti-hapteno e uma enzima marcada com hapteno ou um complexo PAP marcado com hapteno.

Amplificação do sinal da tiramida biotinilada:

Bobrow et al. descreveram pela primeira vez a utilização de tiramida biotinilada para aumentar a amplificação do sinal, em 1989. Os trabalhos subsequentes de Adams, em 1992, e de King et al., em 1997, permitiram o desenvolvimento de um sistema de deteção altamente sensível. Os anticorpos podem ser utilizados em diluições muito maiores do que nas técnicas convencionais

A aplicação do anticorpo primário é seguida de incubações subsequentes com anticorpo secundário biotinilado e, em seguida, com estreptavidina marcada com peroxidase de rábano ou com o complexo estreptavidina-biotina-peroxidase de rábano. A fase crítica é o tratamento subsequente com o reagente de amplificação de tiramida biotinilado. A etiqueta de peroxidase ligada, na presença de peróxido de hidrogénio, catalisa a tiramida biotinilada para formar radicais biotina livres. Estas moléculas reactivas de biotina ligam-se covalentemente a proteínas adjacentes ao local da reação. A incubação posterior em estreptavidina marcada com peroxidase de rábano ou em complexo estreptavidina-biotina-HRP resulta na deposição de enzima adicional no local da reação.

Esta técnica tem, de facto, alguns inconvenientes:

- Uma coloração de fundo excessiva pode ser problemática, especialmente em tecidos ricos em biotina endógena.

- O tempo de incubação no reagente de tiramida biotinilada é fundamental para evitar a formação de fundo elevado.

Amplificação de sinais catalisada sem biotina (CSA II):
Para reduzir os problemas associados à biotina endógena na amplificação de sinal de tiramida convencional, a Dako produz um sistema sem biotina, disponível comercialmente como sistema de amplificação de sinal catalisado II (CSA II) para utilização com anticorpos monoclonais de ratinho. Após incubação no anticorpo primário, uma imunoglobulina secundária anti-rato conjugada com peroxidase de rábano é ligada ao anticorpo primário. A terceira camada envolve a deposição catalisada por peroxidase de tiramida fluorescente, que por sua vez reage com anti-fluoresceína conjugada com peroxidase, produzindo um sinal muito melhorado. Esta técnica pode ser facilmente adaptada a protocolos automatizados de imunocoloração. Embora se trate de uma técnica útil, os resultados não conseguem igualar a elevada sensibilidade da amplificação convencional com tiramida.

<u>**Procedimento para imunohistoquímica:**</u>

- Recuperação de antigénios

- Etapas de bloqueio

- Incubação com anticorpo primário

- Incubação com anticorpo secundário

- Introdução do substrato

- Coloração e montagem do contador nuclear [1]

Recuperação de antigénios: É o processo de recuperação da antigenicidade de secções de tecido mascaradas pela fixação em formalina e inclusão em parafina.

<u>**Métodos:**</u>
- ❖ <u>**Métodos de enzimas proteolíticas**</u>

- ❖ <u>**Técnicas de recuperação de antigénio mediadas pelo calor**</u>:

  - Recuperação de antigénios por micro-ondas

  - Recuperação de antigénios em panelas de pressão

  - Vaporizador

  - Banho de água

  - Combinação de recuperação de antigénio por micro-ondas e tripsina ou quimotripsina

  - Soluções comerciais de recuperação de antigénios.

Digestão por enzimas proteolíticas:

Foi descrita pela primeira vez por Huang et al (1976). As enzimas mais populares são a tripsina e a protease, mas podem também ser utilizadas outras enzimas proteolíticas, como a quimotripsina, a pronase, a proteinase K e a pepsina. A digestão quebra a ligação cruzada da formalina e, consequentemente, os locais antigénicos de vários anticorpos são revelados. Para alguns antigénios, a digestão proteolítica pode ser prejudicial para a sua demonstração, produzindo ocasionalmente resultados falso-positivos ou falso-negativos. Os tempos de digestão têm de ser adaptados aos anticorpos individuais e ao tempo de fixação.

A subdigestão resulta numa coloração muito reduzida, porque os antigénios não estão totalmente expostos.
A digestão excessiva pode produzir **uma** coloração falsa positiva, níveis de fundo elevados e danos nos tecidos.

Quando se utilizam enzimas proteolíticas, pode haver um equilíbrio ténue entre a sub e a sobredigestão.

- ✓ Duração da digestão enzimática,

- ✓ Concentração da enzima,
- ✓ Utilização de uma coenzima, como o CaCl2 com a tripsina,

- ✓ Temperatura e pH

<u>**Métodos de enzimas proteolíticas**</u>

1. Incubar as secções em água destilada pré-aquecida a 37°C.

<u>**Técnicas de recuperação de antigénios mediadas pelo calor**</u>: Método de recuperação de antigénio mediado pelo calor

trouxeram uma grande melhoria na qualidade e reprodutibilidade da imunohistoquímica

A lógica subjacente aos métodos de pré-tratamento térmico:

Foram sugeridas várias teorias diferentes:

Shi et al. (1991) descreveram que os sais de metais pesados actuam como precipitantes de proteínas, formando complexos insolúveis com polipéptidos. Os fixadores precipitantes de proteínas apresentam uma melhor preservação dos antigénios do que os fixadores de aldeídos de ligação cruzada. Outra teoria é que, durante a fixação com formalina, as pontes intermoleculares e de metileno e as bases de Schiff fracas formam ligações cruzadas intramoleculares. Estas ligações cruzadas alteram a conformação proteica do antigénio, o que pode impedir o seu reconhecimento por um anticorpo específico. Postula-se que a recuperação de antigénio mediada pelo calor remove as bases de Schiff mais fracas, mas não afecta as pontes de metileno, pelo que a conformação proteica resultante é intermédia entre fixa e não fixa.

Morgan et al. (1997) postularam que os complexos de coordenação de cálcio formados durante a fixação em formalina impedem que os anticorpos se combinem com epítopos em antigénios ligados aos tecidos. A teoria subjacente ao envolvimento do cálcio é que os grupos hidroximetilo e outros grupos ricos em oxigénio não reagidos (por exemplo, grupos carboxilo ou fosforilo) podem interagir com iões de cálcio para produzir grandes complexos coordenados. A alta temperatura enfraquece ou quebra algumas das ligações coordenadas de cálcio, mas o efeito é reversível no arrefecimento, porque o complexo de cálcio permanece na sua posição original. A presença de um agente quelante concorrente na temperatura específica em que as ligações coordenadas são quebradas remove os complexos de cálcio.

Recuperação de antigénio por micro-ondas: Shi et al. (1991) estabeleceram este procedimento pela primeira vez. Enzimática

a digestão dos tecidos pode ser omitida. Os tempos de incubação dos anticorpos primários são significativamente reduzidos, ou as diluições dos anticorpos primários podem ser aumentadas. Obtém-se uma coloração adequada em tecidos fixados em formalina a longo prazo que não se coram pelos métodos convencionais. Certos anticorpos que normalmente não eram reactivos com tecidos fixados em formalina apresentam uma coloração excelente.

Recuperação de antigénio em panela de pressão: É menos dispendiosa e uma melhor alternativa ao forno de micro-ondas. Não é necessária a atenção constante para garantir que as secções não secam. O tempo de aquecimento no forno de micro-ondas não foi capaz de recuperar consistentemente os antigénios em determinadas lâminas. Pensou-se que tal se devia ao facto de o forno de micro-ondas ter "pontos quentes" e "pontos frios". O método de cozedura sob pressão ultrapassa esta desvantagem e consome muito menos tempo.

Vaporizador:

Trata-se de uma técnica raramente utilizada e que consome muito tempo. Esta técnica é menos eficaz do que o micro-ondas e a panela de pressão, mas, no entanto, é menos prejudicial para os tecidos do que as outras técnicas.

Fluidos de recuperação de antigénio

mediados pelo calor: Tampão

citrato:

Ácido cítrico (anidro) - 21

g Água destilada - 10 litros

Ajustar o pH a 6,0 com hidróxido de sódio 2 M.

Tris-EDTA:

Tris - 14,4 g

EDTA -

1,44 g

Ácido clorídrico 1 M - 1

ml Tween 20 (tensioativo)

- 0,3 ml Água destilada -

600 ml

Adicionar o Tris, o EDTA

e o ácido à água destilada e

ajustar o pH a 10 com

ácido clorídrico, depois

adicionar o Tween.

Imunocitologia:

Reagente de permeabilização/recuperação:

Ácido cítrico, anidro - 1,92 g

Dissolver em 900 ml de H2O

desionizada 0,1% de Nonidet

P40 (NP40).

pH para 1,0 com NaOH concentrado.

Levar a 1000 ml com água

desionizada H_2O

Procedimento: Colocar o reagente de recuperação num frasco de Coplin e aquecer a 95 C. Adicionar lâminas ao frasco de Coplin e incubar durante cinco minutos a 95 C. Lavar as lâminas com solução salina tamponada.

Tampões de lavagem

Remover os reagentes em excesso ou indesejados ou os complexos formados durante cada passo. Os tampões de lavagem comuns disponíveis no mercado incluem

-Tris Buffered Saline (TBS) e

-Solução salina tamponada com fosfato (PBS).

Solução salina tamponada com Tris: O Tris(hidroximetil)aminometano reduz os efeitos da coloração inespecífica, devido à sua estabilidade e propriedades químicas quando combinado com NaCl, Tween 20 e azida de sódio a 0,01%. O Tris puro e o sal cristalino de cloridrato de Tris têm pouca capacidade de tamponamento quando em solução independente. Mas a mistura dos dois compostos produzirá uma capacidade tampão que varia de um pH de 7,0-9,0.

Tampão fosfato salino (PBS): O PBS é melhor do que o tampão Tris na redução da auto-fluorescência em ensaios de imunofluorescência e é de fabrico pouco dispendioso. Pode causar uma maior incidência de coloração inespecífica, produzindo uma proteção do anticorpo primário e reduzindo subsequentemente a capacidade de ligação específica aos epítopos visados com determinados anticorpos monoclonais (CD30).

COLORAÇÃO DO FUNDO

As causas frequentes da coloração de fundo são as interacções hidrofóbicas e iónicas, a atividade enzimática endógena, os receptores Fc, a biotina endógena e a autoflourescência dos componentes normais dos tecidos. A coloração de fundo pode ser específica (por exemplo, fibrinogénio nos vasos sanguíneos e imunoglobulinas nos tecidos que contêm soro) ou A ligação hidrofóbica pode ser minimizada pela adição de uma proteína de bloqueio, pela adição de um detergente como o Triton X ou pela adição de uma concentração elevada de sal, 2,5% de NaCl, ao tampão. A coloração inespecífica é mais frequentemente produzida porque o anticorpo primário é atraído não imunologicamente por grupos altamente carregados presentes em elementos do tecido conjuntivo. [1]

A forma mais eficaz de minimizar a coloração não específica é adicionar uma solução proteica inócua à secção antes de aplicar o anticorpo primário. A proteína adicionada deve saturar e neutralizar os locais carregados, permitindo assim que o anticorpo primário se ligue apenas ao local antigénico. Tradicionalmente, o soro não imune da espécie animal em que o anticorpo secundário foi criado é utilizado como soro de bloqueio. Para este efeito, pode ser utilizado soro ou proteína animal (por exemplo, caseína).

Blocos de proteínas:

Trata-se de reagentes utilizados para reduzir as hipóteses de reacções inespecíficas de um anticorpo com outros componentes que não o seu antigénio alvo.

Etapas de pré-coloração:

a. **Revestimento de poli-L-lisina**: Prepara-se uma solução a 0,1% e mergulham-se as lâminas nesta solução durante 15 minutos à temperatura ambiente.

b. **Preparação das secções**: Preparam-se secções de 4 microns de espessura e espalham-se nas lâminas, assegurando que o banho de água é mantido a 60 C.

c. **Desparafinizar**: A remoção da parafina é efectuada utilizando três mudanças de xileno de 10 minutos cada, seguidas de três mudanças de álcool absoluto de 5 minutos cada.

d. **Bloqueio:** Atividade da peroxidase endógena

e. **Recuperação de antigénios**: Utilizar qualquer uma das técnicas de recuperação de antigénio

MÉTODO ABC

1. Colocar os tampões e as secções à temperatura ambiente após a recuperação de antigénio.

2. Lavar as lâminas em TBS durante 5 minutos.

3. Bater e limpar o excesso de tampão e colocar as lâminas na câmara húmida.
4. **Bloquear a coloração inespecífica** aplicando soro normal diluído a 1: 50 nas secções e incubando em câmara húmida à temperatura ambiente durante 30 minutos.

5. **Anticorpo primário**: Retirar o excesso de soro e, sem enxaguar as lâminas, aplicar o anticorpo primário diluído. Incubar em câmara húmida durante 1 hora à temperatura ambiente.

6. Lavar as lâminas em TBS (Tris buffered saline) durante 5 minutos.

7. **Anticorpo secundário:** Aplicar anticorpo secundário específico da espécie biotinilado diluído a 1: 100 durante 30 minutos.

8. Lavar as lâminas em TBS de trabalho durante 30 minutos.

9. **Incubação ABC**: Aplicar um complexo avidina-biotina diluído a 1:100. Incubar as

secções em câmara húmida à temperatura ambiente durante 1 hora.

10. Lavar as lâminas em TBS durante 5 minutos.

11. **Cromogénio**: Colocar as lâminas em 300 ml de DAB + 100 microlitros de solução

de peróxido de hidrogénio recentemente preparada, durante 5-10 minutos.

12. **Lavar as lâminas** em água corrente durante 1-2 minutos.

13. **Contra-coloração**: Mergulhar as lâminas durante alguns segundos numa solução de
hemotoxilina.

14. **Lavar as lâminas** em água corrente durante 1-2 minutos, seguidas de uma

lavagem com TBS durante 2-3 minutos e lavar novamente em água corrente.

15. **Desidratar** as secções em 6-8 mudas de álcool.

16. **Limpar as secções** em 6-8 mudanças de xileno. Deixar durante 30 minutos na última
mudança de xileno.
17. **Montar as secções** em DPX e observar ao microscópio. [16,17,18]

CONTROLOS DE TECIDOS:

Os Controlos de Tecidos são utilizados para validar os resultados imunohistoquímicos.

É essencial incluir controlos para testar a especificidade dos anticorpos envolvidos.

Para que a coloração imunoquímica seja específica, deve ser demonstrado, em

primeiro lugar, que não ocorre coloração na ausência do antissoro primário. Em

segundo lugar, que a coloração é inibida pela adsorção do anticorpo primário com o

antigénio relevante antes da sua utilização.

Controlo negativo do tecido:

Isto envolve a omissão do anticorpo primário do programa de coloração ou a

substituição do anticorpo primário específico dirigido contra um antigénio não relacionado. Este Ig deve ser da mesma classe, fonte e espécie. A coloração positiva dos controlos negativos pode indicar uma falta de especificidade do anticorpo ou uma coloração de fundo não específica.

Controlo de tecido positivo: Estes controlos são indicativos de técnicas de coloração adequadas. Os controlos positivos de tecidos devem ser preparados da mesma forma que as amostras dos doentes.

Controlo interno dos tecidos:

Também conhecidos como controlos incorporados ou intrínsecos, contêm o antigénio alvo em elementos de tecido normais, para além dos elementos de tecido a avaliar. Assim, podem substituir os controlos positivos externos. Isto é ideal, uma vez que os elementos de tecido a avaliar foram tratados exatamente como o controlo positivo.

Exemplos: A presença da proteína S-100 tanto no melanoma como no tecido normal. Ciclina D1 presente no tecido normal e também observada nos carcinomas

Análise quantitativa:

A contagem das células tumorais marcadas e não marcadas foi efectuada com uma grelha ocular quadrada (uma grelha de linhas horizontais e verticais) com uma ampliação de 400x num microscópio ótico. Começou-se por selecionar um campo e proceder à contagem. Foram seleccionados aleatoriamente mais dois ou três campos e contados.

> Índice de marcação (%) = (células marcadas/total de células contadas) x100.

Em seguida, a LI foi analisada estatisticamente.

Indicações:

- O tumor é inicialmente encontrado como um depósito metastático e o local primário não pode ser determinado.

- O tumor é tão pouco diferenciado que não apresenta características morfológicas específicas.

- O tumor tem um aspeto morfológico, isto é, compatível com mais de um tecido distinto.

- Para encontrar o tipo de célula e de tecido.

- Demonstrar a histogénese em tumores indiferenciados.

- Para classificar e graduar tumores e, em caso de suspeita de doença infecciosa, para detetar organismos específicos.

- A imunohistoquímica é frequentemente utilizada em estudos experimentais e de diagnóstico.

- Conhecer a **avaliação de risco** - EGF, TGF em lesões pré-cancerosas.

- Para **diagnosticar** lesões indiferenciadas (difíceis de diagnosticar histopatologicamente).

- Para o prognóstico (ki-67, ciclina D1 em CCEO).

- Para prever **a resposta ao tratamento** (VEGF).

- **Monitorização da resposta ao tratamento** (alteração dos níveis de S-100 no melanoma).

- Conhecer os níveis **de recorrência**- EGFR.

Limitações:

- Uma vez que a IHC depende da interpretação subjectiva do aspeto microscópico dos tecidos corados, existe variabilidade entre os examinadores.

- A IHC não pode ser utilizada para a deteção de pequenas quantidades de proteínas ou para a quantificação de proteínas intracelulares.

- A ausência de coloração num tecido mal preservado não fornece informações conclusivas.

- É necessária muita experiência para padronizar a técnica e também para interpretar os resultados.

- Não existe um anticorpo específico para distinguir entre tumores benignos e malignos.

- Mais dispendioso do que a coloração convencional com hematoxilina e eosina.

- Há ainda uma escassez de anticorpos para detetar doenças específicas.

- Por vezes, o epítopo pode ser comum a diferentes antigénios, o que resulta numa coloração falsa positiva.

Quadro 2: Classificação dos marcadores de diagnóstico IHC

Diferenciação de tecidos	Marcadores imunohistoquímicos
Tumores epiteliais	Citoqueratina Integrina Filagrina Involucrina Proteínas desmossómicas
Tumores mesenquimatosos	Vimentina
Melanina	S100 HMB-45 Melanina A Fator de microftalmia
Músculo	Actina específica do músculo Desmina Miogenina Mioglobina MyoD1

Neural	S100
	CD57
	Neurofilamento
	GFAP
	Enolase específica dos neurónios Leu-7
	Proteína básica da mielina
Célula vascular	Fator de VonWillibrand
	CD-34 CD-31
	Colagénio tipo 1V
Histiócitos	CD-68
Marcadores para condrócitos	Leu-6
	Leu-7
	Leu-8
	S100
Marcadores para osso	Fosfatase alcalina
	Colagénio tipo 1
	Colagénio tipo 5
	BMP-2
	BMP-7
	TG F β
	PDGF
	Sialoproteína óssea
	Osteopontina
	Osteocalcina
	Osterix
	Fator nuclear ativado por recetor

MARCADOR DE DIAGNÓSTICO PARA TUMORES EPITELIAIS

Citoqueratina:

As citoqueratinas (CK) constituem o maior subgrupo de proteínas dos filamentos intermédios específicos do epitélio e representam as proteínas mais abundantes nas células epiteliais. [23,24] A sua expressão é específica do local e depende da diferenciação. Atualmente, mais de 60 genes CK foram identificados a partir da sequência do genoma humano. Destes, cinquenta e quatro são genes funcionais. As CK são subgrupadas em Tipo I (ácidas), (10-19) de 40-56,5 kDa e Tipo II (básicas), (1-9) de 53-67kDa. As citoqueratinas de tipo I e de tipo II variam em termos de imunoreactividade e carga. [25,26]

O cocktail de anticorpos pan-citoqueratina AE1/AE3 proporciona um amplo espetro de reatividade e cora citoqueratinas de baixo peso molecular e de elevado peso molecular em praticamente todos os epitélios. O AE1 imunorreage com um determinante antigénico presente na maioria das citoqueratinas da subfamília A, incluindo citoqueratinas com pesos moleculares de 56,5, 50, 48 e 40 kDa. O anticorpo AE3 reage com um determinante antigénico partilhado pelas citoqueratinas da subfamília B, incluindo citoqueratinas com pesos moleculares de 64, 59, 58, 56 e 52 kDa. [27]

MARCADOR DE DIAGNÓSTICO PARA TUMORES MESENQUIMATOSOS

Vimentina:

A vimentina é o filamento intermédio tradicionalmente associado às células mesenquimatosas e aos tumores mesenquimatosos, que está presente numa grande variedade de células durante o desenvolvimento embriológico inicial e é substituído por um tipo de filamento intermédio específico no decurso da diferenciação. A vimentina é a principal proteína de filamento intermédio nas células mesenquimatosas e é frequentemente utilizada como marcador de desenvolvimento de células e tecidos. A vimentina é normalmente expressa em fibroblastos, condroblastos, células musculares lisas, mesotélio, pericitos, melanócitos e células endoteliais.

A vimentina é expressa na maioria dos sarcomas. Pode ser identificada numa percentagem variável de epitélio normal e nos seus homólogos neoplásicos. Pequenas percentagens de carcinomas de células escamosas expressam este antigénio. Na fascite nodular e no fibrossarcoma, as células fusiformes mostram a expressão da vimentina. O lipoma de células fusiformes e o leiomiossarcoma epitelioide apresentam uma expressão variável de vimentina. Entre as neoplasias das glândulas salivares, o carcinoma mucoepidermóide apresenta uma expressão variável de vimentina. No tumor misto, as células mioepiteliais expressam vimentina. A parte mesenquimal do carcinossarcoma expressa vimentina. Entre os tumores odontogénicos, o ameloblastoma multicístico sólido apresenta a expressão de vimentina. No tumor odontogénico adenomatóide existe imunorreactividade nas estruturas ductal, tubular e espiralada. As células fusiformes do mixoma odontogénico mostram a expressão de vimentina. O fibro-odontoma ameloblástico e o odontoma complexo também mostraram a expressão da vimentina. [28, 29]

MARCADORES DE DIAGNÓSTICO PARA TUMORES COM DIFERENCIAÇÃO NEURAL

1. S100:

A proteína é designada por S100 porque os constituintes eram solúveis em Ph neutro de sulfato de amónio saturado a 100%. As células de Schwann, as células gliais, o músculo esquelético, os condrócitos, os lipócitos, os subconjuntos de macrófagos e as células mioepiteliais expressam normalmente a S-100. A S-100 faz parte da família "EF-hand" de proteínas de baixo peso molecular. "E" e "F" referem-se a duas hélices alfa polipeptídicas unidas por uma ansa de ligação a iões de cálcio, formando a conformação de uma mão. Os monómeros (de 10-12 kDa) são subunidades alfa ou beta e são compostos, cada um, por duas mãos. A subunidade beta da S100 está codificada no cromossoma 21. A S100 encontra-se difusamente distribuída pelo citoplasma e está também presente em alguns organelos celulares. A S100 pode geralmente ser detectada na membrana plasmática e nas membranas externas do corpo de Golgi, do retículo endoplasmático e das mitocôndrias, mas está ausente das cisternae e das cristas mitocondriais. Embora presente no nucleoplasma, a S100 está ausente dos nucléolos. [30, 31]

A proteína S100 está amplamente distribuída nos sistemas nervosos central e periférico. A proteína S100 é facilmente demonstrável nos astrócitos, oligodendrócitos, células de Schwann, condrócitos, adipócitos, células mioepiteliais e vários histiócitos, incluindo as células de Langerhans da epiderme e as células do retículo interdigitador dos gânglios linfáticos. Não está presente nas células perineurais. A S100 é positiva nos neurilemomas e nos neurofibromas, embora a intensidade e a percentagem de células positivas sejam muito menores nos neurofibromas do que nos neurilemomas. Este facto sugere que os neurilemomas são compostos por uma população uniforme de células de schwann, enquanto os neurofibromas contêm uma mistura de fibroblastos e células perineurais. [32]

2. Proteína Ácida Fibrilar Glial: A GFAP é uma proteína de filamento intermédio das células gliais. Pode ser utilizada para distinguir hamartomas gliais de tecidos moles de lesões não gliais. A GFAP é um constituinte das células gliais da linhagem astrocítica e está também presente em tumores cerebrais gliais primários. Os neurilemomas apresentam uma expressão ocasional de GFAP. O neuroblastoma também apresenta positividade para este marcador. Os tumores mistos das glândulas salivares são variavelmente positivos para GFAP. [33]

3. Enolase Específica do Neurónio (NSE): A NSE é uma enzima envolvida na via glicolítica. Existe sob a forma de três subunidades imunológicas (alfa, beta e gama). A beta encontra-se no músculo esquelético, a alfa-alfa nas células gliais do cérebro e a gama-gama e gama-alfa nos neurónios. A subunidade gama pode ser identificada em células neuronais e neuroendócrinas, embora a intensidade da imunorreactividade varie consoante o tipo de células. Também pode ser identificada em células neuronais e neuroendócrinas e também é identificada em células plasmáticas e megacariócitos. Cinquenta por cento dos neuroblastomas, paragangliomas e tumores neuroendócrinos expressam a enolase específica dos neurónios. Cerca de um terço dos melanomas malignos também produzem a enzima.[34]

4. Proteína de Neurofilamento, Proteína Básica de Mielina, Leu-7 e Proteínas de Receptores de Crescimento Nervoso:

A proteína de neurofilamento foi identificada em neuroblastomas, ganglioneuroma e paraganglioma. A quantidade de coloração é proporcional à quantidade de citoplasma. A proteína básica da mileína é um polipéptido básico presente na bainha de mielina. Pode ser identificada em tumores de células de Schwann benignos e malignos e em tumores de células granulares. Esta proteína pode ser utilizada para distinguir o schwannoma maligno do melanoma maligno. A Leu-7 é um marcador antigénico para linfócitos com atividade assassina natural. Também é identificada em tumores benignos e malignos da bainha nervosa, bem como em tumores neuroendócrinos. A sinaptofisina é uma proteína de membrana que se encontra nas vesículas pré-sinápticas das células nervosas. Pode ser identificada nas células nervosas do sistema nervoso periférico e central (SNC), bem como nas células neuroendócrinas. [35]

Esta proteína é expressa em tumores neuroendócrinos, neuroblastomas, ganglioneuroblastoma, ganglioneuroma e paraganlioma. Os receptores de crescimento do nervo podem ser identificados em muitos tumores benignos e malignos da bainha do nervo e em tumores neuroblásticos. Esta proteína pode ser detectada em tumores de células granulares, neurofibromas e schwannomas. [33, 34, 35]

MARCADORES DE DIAGNÓSTICO PARA TUMORES COM DIFERENCIAÇÃO DE CÉLULAS MUSCULARES

1. Desmina:

A desmina é um filamento intermédio do tipo III que se encontra perto da linha Z nos sarcómeros. É uma proteína de 52 kDa que está presente nos tecidos musculares (músculo esquelético, liso e cardíaco). A sua presença no músculo liso vascular é variável. A célula muscular só amadurece se a desmina estiver presente. A vimentina está presente em maiores quantidades durante a embriogénese, enquanto a desmina está presente em maiores quantidades após a diferenciação. A desmina é detectada no rabdomiossarcoma (todos os subtipos), nos tumores benignos do músculo liso, nos tumores benignos do músculo esquelético e no leiomiossarcoma (50%). [36, 37]

A desmina apresenta uma ligeira imunorreactividade em várias lesões de células fusiformes que não são tradicionalmente consideradas de origem muscular lisa, o que tem sido interpretado como prova de diferenciação miofibroblástica focal. É observada em tumores como a fibromatose, o histiocitoma fibroso maligno angiomatóide, o miofibroblastoma, os tumores neuroectodérmicos, o sarcoma de Ewing, o fibrossarcoma, o neuroblastoma e os tumores de células mesoteliais apresentam ocasionalmente expressão de desmina. [38, 39]

2. Actina:

As actinas (42 kDa) são uma família de proteínas contrácteis. As actinas, com base na mobilidade electroforética, são de 3 tipos: alfa, beta, gama. α- músculo liso A actina está normalmente limitada às células musculares lisas e aos miofibroblastos. A actina é também expressa em tecidos normais como o músculo esquelético, o músculo cardíaco, os pericitos, o músculo liso, os miofibroblastos e as células mioepiteliais. A actina desempenha um papel importante na carcinogénese. A transformação celular é acompanhada por uma perda de filamentos de actina. As alterações da polimerização da actina ou da remodelação da actina desempenham um papel fundamental na regulação dos fenómenos morfológicos e fenotípicos de uma célula maligna. [40]

O anticorpo de actina (HHF-35) pode ser utilizado para a imunomarcação de células miofibroblásticas em tecido de granulação, tecido cicatricial, fasceíte nodular e fibromatose. O anticorpo específico de actina muscular pode expressar rabdomiossarcoma, e a intensidade da coloração depende da diferenciação do tumor. A maioria dos leiomiossarcomas expressa actina muscular específica. A fasceíte nodular e o rabdomioma também mostram a expressão da actina específica do músculo. Bello et al. analisaram a expressão de α-actina do músculo liso no carcinoma ameloblástico (AMCA) e encontraram uma expressão positiva de actina do músculo liso no estroma e concluíram que a actina do músculo liso poderia desempenhar um papel importante na progressão do tumor. [41]

3. MyoD1:

A MyoD1 é uma proteína com um papel fundamental na regulação da diferenciação muscular. A MyoD1 é expressa nas células satélite activadas e nos mioblastos. A miogenina é um membro de uma família de genes reguladores miogénicos, que inclui o MyoD1 e o MRF4. Estes genes codificam um conjunto de factores de transcrição, que são essenciais para o desenvolvimento muscular. O MyoD1 está envolvido na diferenciação do músculo esquelético. É, portanto, um marcador útil para tumores da linhagem muscular, sendo fortemente expresso em rabdomiossarcomas alveolares. [42]

4. Mioglobulina:

A mioglobulina encontra-se nos músculos cardíacos e esqueléticos. Esta proteína aparece no início da diferenciação muscular, mas não é encontrada em quantidade suficiente nos tumores. Verificou-se que a mioglobulina era expressa apenas em 50% dos rabdomiossarcomas. [43,44]

MARCADORES DE DIAGNÓSTICO PARA TUMORES COM DIFERENCIAÇÃO DE CÉLULAS VASCULARES

1. Antigénio associado ao Fator VIII (Fator de von Willebrand):

O fator VIII é um complexo de dois componentes com diferentes propriedades bioquímicas, funcionais e imunológicas. O antigénio associado ao fator VIII (fator de Von Willebrand) é sintetizado pela célula endotelial. Também se encontra nas plaquetas e nos megacariócitos. É considerado um bom marcador da diferenciação endotelial. Este antigénio pode ser demonstrado no endotélio e endocárdio normais e na maioria dos tumores vasculares benignos (hemangiomas, granuloma piogénico). Os tumores vasculares de baixo grau, como o hemangioendotelioma epitelioide e o hemangioendotelioma de células fusiformes, expressam o antigénio associado ao fator VIII. A expressão do antigénio associado ao fator VIII é muito baixa no angiossarcoma. Embora o sarcoma de Kaposi seja considerado um tumor vascular, não parece expressar o antigénio associado ao fator VIII. O linfangioma apresenta uma expressão variável do antigénio associado ao fator VIII. Os hemangiomas capilares, os hemangiomas cavernosos, os hemangiomas epitelóides, os hemangiomas sinoviais e os hemangiomas dos nervos periféricos apresentam a expressão do antigénio associado ao fator VIII. Idealmente, a imunomarcação do antigénio associado ao fator VIII deve ser intensa, granular e confinada ao citoplasma.

2. CD-34:

O antigénio CD-34 é expresso em células progenitoras hematopoiéticas de linhagem linfoide e mieloide na medula óssea e em algumas leucemias agudas. Também é expresso nas células endoteliais vasculares e nas células dentríticas. É detectada na maioria dos tumores vasculares benignos. Cerca de 80-90% dos tumores malignos, incluindo o sarcoma de Kaposi, contêm este antigénio. A expressão do CD-34 também está bem documentada no fibrohistiocitoma, no dermatofibrossarcoma, no tumor fibroso solitário, no tumor maligno da bainha do nervo periférico e no sarcoma epitelóide.

3. CD-31 (molécula de adesão das células endoteliais plaquetárias):

O antigénio CD-31 é uma glicoproteína transmembranar expressa por células endoteliais, bem como por várias células hematopoiéticas, incluindo megacariócitos, células plasmáticas e plaquetas. Todos os tumores vasculares benignos expressam este antigénio e, além disso, cerca de 80-100% dos angiossarcomas apresentam imunorreactividade identificável. Raramente, o mesotelioma maligno, o leiomiossarcoma e, ocasionalmente, o carcinoma possuem este antigénio. O linfangioma também apresenta uma expressão variável para este antigénio.

Marcadores histiocíticos: As enzimas alfa-1 antitripsina, alfa-1 antimotripsina e muramidase (lisozima) são as três substâncias mais comuns utilizadas no diagnóstico de lesões histiocíticas e presumivelmente histiocíticas.

CD-68: O CD-68 é um constituinte dos lisossomas. Entre as neoplasias, é expresso em alguns tumores malignos histiocíticos, mielóides e mielomonocíticos e está também presente em linfomas de linhagem de células B. É igualmente expresso em certos carcinomas e tumores de células granulares que se caracterizam por uma super abundância de fagolisossomas de maiores dimensões. É utilizado para detetar o histiocitoma fibroso maligno e está presente em metade dos histiocitomas fibrosos angiomatóides. [33]

IMUNOHISTOQUÍMICA PARA O DIAGNÓSTICO DE TUMORES DA CABEÇA E DO PESCOÇO

NEOPLASIAS EPITELIAIS

Carcinoma basalóide de células escamosas:

Marcadores IHC positivos: AE1/AE3 CK (Pan citoqueratinas), CK-7 (citoqueratina), EMA (antigénio da membrana epitelial), p63. [23, 24]

Marcadores negativos de IHC: Cromogranina, sinaptofisina, Proteína Ácida Fibrilar Glial (GFAP), LCA (Antigénio Comum dos Leucócitos), Melanoma Humano Preto-45 (HMB-45), Desmina. [25]

Adenocarcinoma:

O Antigénio Embrionário de Carcino (CEA) é positivo em 75% e a Molécula de Adesão Celular (CAM) em 58%, enquanto o carcinoma escamoso é negativo ou focalmente reativo para estes marcadores. O carcinoma escamoso reage positivamente à CK de elevado peso molecular e negativamente à CK de baixo peso molecular e à CEA. O inverso é verdadeiro para os componentes glandulares.

Carcinoma de células escamosas não queratinizante: relacionado com o HPV

Apresenta uma reatividade difusa e forte aos anticorpos p16 (KSCC- negativo ou fraca e focalmente positivo). Pontuações de coloração muito mais elevadas para o Ki-67. Observa-se um padrão de coloração inverso com a reatividade ao p53. Nos carcinomas relacionados com o HPV, a inativação do p53 é conseguida por um processo diferente. A oncoproteína HPV-E6 interfere com a função da p53, direccionando-a para a ubiquitinação e degradação. [24]

Carcinoma de células fusiformes:

Os marcadores mesenquimais foram expressos no carcinoma de células fusiformes, mas não no componente carcinomatoso (epitélio da mucosa) do carcinoma de células fusiformes, e foram negativos em todos os CEC. A CK5/6 foi expressa em grande número de CKs. AE1 / AE3, 6, 14 e EMA foram positivos nos componentes carcinomatoso e fusiforme da maioria dos carcinomas de células fusiformes. Esses tumores também apresentaram maior expressão de p53 e ki-67 e nenhuma expressão de CK 1, em contraste com o CEC bem diferenciado.

Carcinoma adenoescamoso:

Os elementos de carcinoma escamoso no tumor são positivos para CK de elevado peso molecular e os elementos de adenocarcinoma são positivos para citoqueratinas de baixo peso molecular.

Carcinoma verrucoso: níveis mais baixos de p53 e EGFR do que o CEC convencional.

Carcinoma escamoso papilar:

Pontuações de marcação Ki-67 mais elevadas do que as anteriores e semelhantes às do carcinoma de células escamosas convencional;

Carcinoma neuroendócrino: Positivo para pancitoqueratinas, sinaptofisina e cromogranina A

Carcinoma de células de Merkel: CK-20 expressa em 85% dos casos. A NSE é positiva. Também é reativo para a proteína do neurofilamento, EMA e CD56.

Melanoma maligno:

90-97% são positivos para a proteína S-100, mas este marcador celular carece de especificidade. O Melan-A (MART-1) e a tirosinase são muito mais específicos para o melanoma, sendo observados em 100% dos casos de melanoma epitelóide, mas o melanoma de células fusiformes e a maioria dos melanomas desmoplásicos são negativos. O HMB-45 é positivo em cerca de 75% dos melanomas. A utilização dos marcadores melanocíticos citoplasmáticos para as proliferações melanocíticas intra-epidérmicas realça os processos dendríticos. [45,46, 47]

O fator de transcrição associado à microftalmia é um marcador nuclear e é mais simples de interpretar do que os marcadores convencionais. Também marca osteoclastos e mastócitos (que não são normalmente confundidos histologicamente com melanócitos). O anti-HMB-45, que foi descrito pela primeira vez por Gown et al. em 1986, é um anticorpo que reconhece a glicoproteína melanossómica gp100. A coloração positiva com HMB-45 foi relacionada com a formação de melanossomas iniciais activos. O anti-HMB-45 é considerado mais específico mas menos sensível do que a proteína S-100.

[48, 49, 50]

O HMB-45 continua a ser o marcador IHC mais específico disponível para o melanoma e, por conseguinte, tem um grande valor diagnóstico. O HMB-45 também é expresso em alguns tumores para além dos melanomas, tais como carcinomas da mama, plasmocitomas, angiomiolipomas e tumores da bainha nervosa pigmentada.

A proteína S-100 é uma proteína ácida de ligação ao cálcio que foi extraída pela primeira vez do cérebro de bovinos por Moore em 1965. É um marcador muito sensível para células de nevus e melanoma, mas também está amplamente distribuída nos sistemas nervosos central e periférico de todos os vertebrados. O principal inconveniente da utilização da S-100 como marcador de diagnóstico de melanomas é a sua falta de especificidade. Foi demonstrado que a proteína S-100 está presente numa vasta gama de tumores, tais como tumores da bainha dos nervos periféricos e tumores cartilagíneos, cordomas, histiocitose X e carcinomas de vários locais, incluindo glândulas salivares, pulmão, mama, estômago, cólon, endométrio, rim e ovário.

O Melan-A é outro marcador de diferenciação melanocítica que é identificado nos melanomas como um alvo antigénico dos linfócitos T citotóxicos. É um produto do gene MART-1. [51, 52]

TUMORES ODONTOGÉNICOS

Citoqueratina

As citoqueratinas (CK) são filamentos intermédios. O epitélio odontogénico apresenta positividade para a CK14, mas esta é gradualmente substituída pela CK19 nos pré-ameloblastos e ameloblastos secretores. Os tumores odontogénicos com componente epitelial expressam frequentemente CK 14 e 19. Os tumores odontogénicos adenomatóides (AOTs) e os ameloblastomas expressam CK 5, CK 14 e CK 19.

Amelogenina:

A amelogenina é uma proteína de baixo peso molecular da matriz do esmalte. Foi consistentemente demonstrada no epitélio reduzido do esmalte, no stratum intermedium e no retículo estrelado do órgão do esmalte. Pensa-se que a sua função é a organização das hastes de esmalte e a mineralização do esmalte. A expressão foi positiva no ameloblastoma, AOT, tumor odontogénico epitelial calcificante (CEOT), fibroma ameloblástico (AF), ameloblastomas metastáticos (METAM) e AMCA. Os ameloblastos reduzidos no odontoma apresentaram expressão mais intensa de amelogenina. Portanto, o uso desse marcador é uma ferramenta valiosa para segregar outros tipos de lesões epiteliais que podem se desenvolver nas regiões oral e maxilofacial.

Ameloblastina:

A ameloblastina (AMBN) actua como uma molécula de adesão celular essencial para a amelogénese. Esta proteína desempenha um papel importante na manutenção dos ameloblastos na fase secretora de diferenciação, ligando-se a eles e inibindo a sua proliferação. As proteínas ameloblastina, enamelina e sheathlin não foram expressas no ameloblastoma, sugerindo que as células tumorais não atingem a maturação funcional como ameloblastos em fase secretora. Perdigao et al (2004) demonstraram que mutações no gene AMBN estão associadas ao desenvolvimento de ameloblastoma, AOT, tumor odontogénico escamoso (SOT) e CEOT. As mutações no gene AMBN são responsáveis pela tumorigénese de tumores odontogénicos epiteliais sem ectomesênquima odontogénico.

Proteínas morfogenéticas ósseas:

As proteínas morfogenéticas ósseas (BMPs) pertencem à superfamília do fator de crescimento transformador (TGF) e desempenham um papel importante na diferenciação da proliferação celular, quimiotaxia, produção de matriz extracelular, apoptose e diferenciação de células mesenquimais. Para além disso, o reconhecimento de BMPs em várias neoplasias, tais como tumores do ovário, osteossarcoma e condrossarcoma, sugere que podem estar associadas tanto à mineralização patológica como ao desenvolvimento tumoral.

De acordo com Gao YH et al; o cementoblastoma, o dentinoma, o fibroma odontogénico e o odontoma apresentaram positividade para as BMP, enquanto o ameloblastoma, o AOT e o CEOT apresentaram negatividade.

Por conseguinte, as BMP podem desempenhar um papel importante na formação de tecidos dentários calcificados e no desenvolvimento de tumores odontogénicos que contêm esses tecidos.

Tenascina:

A tenascina é uma glicoproteína multifuncional envolvida nas interacções célula-célula e célula-matriz extracelular e é expressa na interface epitelial-mesenquimal durante o desenvolvimento embrionário. A expressão da tenascina no tecido estromal dos tumores odontogénicos difere de acordo com o seu potencial para formar massas calcificadas. M. Mori et al. relataram que os tumores que formam massas calcificadas, ou seja, CEOT, fibroma ameloblástico (FA) e odontoma, têm uma imunorreactividade estromal generalizada da tenascina. Assim, a tenascina é um marcador útil para diferenciar os tumores odontogénicos que formam massas calcificantes de outros tumores odontogénicos não calcificantes

Nestin:

A nestina é um filamento intermédio que constitui o citoesqueleto. É conhecido como um marcador de células estaminais neurais. O tecido ectomesenquimal dos tumores odontogénicos expressa a nestina devido à sua origem na crista neural. De acordo com um estudo de Fujita S et al, quase todos os ameloblastomas e ameloblastomas malignos foram negativos para a nestina, enquanto o ectomesênquima odontogénico em tumores mistos, como o FA, demonstrou uma expressão intensa, particularmente em torno do epitélio odontogénico folicular neoplásico. Assim, a nestina é um marcador útil para tumores com ectomesênquima odontogénico.

Podoplanina: A podoplanina humana é uma glicoproteína transmembranar do tipo sialomucina de 38-kDa. A proteína é expressa numa variedade de tecidos normais e neoplásicos, e a sua expressão pode estar relacionada com a migração e invasão celular. A podoplanina é fortemente expressa em ameloblastomas. O padrão de coloração da podoplanina no Ameloblastoma pode estar relacionado com a sua natureza neoplásica e sugere um papel da proteína na invasividade do tumor.

Ameloblastoma:

CK-8, CK-19 foram expressas em todos. A CK-18 no componente epitelial de todos os ameloblastomas, incluindo o tipo de células granulares (8,18,19). A vimentina é expressa nas células epiteliais, exceto no tipo de células granulares (Heikinheimo et al). Crivelini et al. verificaram que a CK-8, a CK-18 e a vimentina eram negativas. Todas são imunorreativas à CK-14. Reagiram também à CK-13, CK-19, mas apenas em células escamosas metaplásicas, células satélites centrais e no revestimento de estruturas quísticas.

Versican, um grande proteoglicano agregante de sulfato de condroitina, é positivo. Laminina - depósito linear intenso na membrana basal. A integrina, uma proteína da membrana plasmática, desempenha um papel fundamental na ligação de célula a célula e de célula à matriz extracelular. A IL é mais frequente nos ameloblastomas do que nos AOT.

Ameloblastoma de células granulares:

As células granulares foram positivas para CK, CD68, lisossoma e alfa-1-antiquimotripsina, mas negativas para vimentina, desmina, proteína S-100, NSE, CD15, indicando origem epitelial e agregação lisossómica.

Ameloblastoma desmoplásico:

Proteína S-100, desmina, queratina, vimentina - os resultados foram fracos e variáveis no Ameloblastoma Desmoplásico. A vimentina é totalmente negativa no epitélio. O TGF-β, que modula a formação da matriz extracelular, apresenta uma imunorreactividade marcada. Não é expresso no ameloblastoma folicular.

A tenascina (uma proteína da matriz extracelular) e o colagénio tipo 1 são negativos. A fibronectina (uma molécula da matriz extracelular) apresenta uma imunorreação positiva forte a partir de fibrilhas no estroma com uma marcação linear ao longo da interface entre o epitélio e o tecido conjuntivo. O colagénio tipo VI foi intensamente positivo e é negativo nos ameloblastomas convencionais negativos.

Ameloblastoma unicístico:

A calretinina (calbindina-2), uma proteína de ligação ao cálcio (CaBP) de 29 Kda, é difusamente positiva. A CaBP actua como mediador da sinalização intracelular de iões de cálcio, que são considerados segundos mensageiros importantes que intervêm na proliferação e diferenciação celulares. A calretinina é expressa principalmente nos neurónios do sistema nervoso central e periférico e é o marcador de diagnóstico dos mesoteliomas malignos.

Apenas as células do tipo retículo estrelado dos ameloblastomas sólidos multicísticos e unicísticos expressaram calretinina. A calretinina é um marcador do epitélio ameloblástico neoplásico. É negativa em OKC, quistos residuais e quistos dentígeros. Por conseguinte, é utilizada como marcador de diagnóstico para diferenciar o ameloblastoma unicístico de outras lesões quísticas. O ameloblastoma unicístico apresenta PCNA e Ki-67 L.I.s mais elevados do que os ameloblastomas sólidos. Não houve correlação entre a atividade proliferativa demonstrada por estas proteínas e o comportamento biológico dos tumores.

Tumor odontogénico escamoso: Coloração fortemente positiva com KL-1 monoclonal (CK 55- 57kDa) e TK (CK 41-65kDa). CK-13, CK-16 positivas. A involucrina é fortemente positiva. Ajuda a diferenciar ameloblastomas que eram negativos ou fracamente positivos. P53, PCNA, Ki-67 são negativos.

Tumor odontogénico adenamatóide:
A imunohistoquímica do AOT expressa queratina e vimentina nas células tumorais na periferia da estrutura ductal e espiralada. AE1/AE3 fortemente positivo. A reação ao KL-1 foi mais fraca. Amelogenina e enamelina em pequenos focos mineralizados são encontradas nas células tumorais e em depósitos hialinos. A proteína S-100 e a involucrina são negativas. A nestina, um filamento intermédio do citoesqueleto,

apresenta uma expressão intensa em pequenos focos nodulares, padrões em roseta e em células espiraladas. Integrina LI mais elevada no ameloblastoma do que no AOT.

Tumor Odontogénico Epitelial Calcificante (TODC): Anticorpos de queratina de largo espetro e anticorpos de "cocktail" de CK como KL-1, AE1/AE3 e TK consistentemente positivos. As CKs de elevado peso molecular CK-1, CK-5 e CK-14, EMA e filagrina são positivas. A vimentina é detectada em alguns tumores. A tenascina, uma proteína da matriz extracelular, encontra-se no estroma e em quantidades moderadas nas células tumorais, particularmente nas células que delimitam a substância do tipo amiloide. O índice Ki-67 é mais elevado no TCEO maligno e recorrente.

Ameloblastoma com metástases:

A imunorreactividade da amelogenina e da CK-19 foi semelhante à dos não-METAM.

Quadro 3: Resumo dos marcadores de tumores odontogénicos

Marcadores	Significado clínico
CK 14,19	Diferencia os tumores epiteliais odontogénicos de outros tumores epiteliais
Amelogenina	Expresso em tumores odontogénicos com componente epitelial odontogénico
Ameloblastina	Mutação em tumores odontogénicos com componente epitelial odontogénico
Nestin	Marcador do ectomesênquima odontogénico
Calretinina	Diferencia o ameloblastoma de outros tumores Diferencia o ameloblastoma unicístico dos quistos odontogénicos
Proteína morfogénica óssea	Expresso em tumores odontogénicos com formação de tecido duro dentário
Tenascina	Expresso em tumores que formam massas calcificadas

Proteínas da membrana basal: Laminina 1	Marcador do epitélio odontogénico

TUMORES ODONTOGÉNICOS MALIGNOS

CARCINOMAS ODONTOGÉNICOS:

- Ameloblastoma com metástases

- Carcinoma ameloblástico

- Carcinoma de células escamosas intraósseo primário

- Carcinoma Odontogénico Esclerosante

- Carcinoma Odontogénico de Células Claras
- Carcinoma Odontogénico de Células Fantasma

Carcinoma Ameloblástico:

A pancitoqueratina (AE1/AE3), a CK-8, a CK-18 e a CK-19 são positivas. Não há diferenças distintas entre as lesões primárias, recorrentes e metastáticas. As células epiteliais carcinomatosas são positivas para CK & EMA, poucas células são positivas para vimentina. AMCA de células fusiformes: as células fusiformes são positivas para a vimentina. Células ocasionais positivas para CK; negativas para EMA. Versican, um grande proteoglicano agregante de sulfato de condroitina, pode estar envolvido no crescimento epitelial; a reação foi forte e localizada nos ninhos tumorais. A expressão de amelogenina foi observada em AMCA bem diferenciados, as áreas pouco diferenciadas reagiram esporadicamente e de forma ténue. Expressão notavelmente alta de PCNA em comparação com ameloblastomas benignos.

Não houve associação entre o índice de marcação (LI) do Ki-67 e parâmetros importantes de comportamento biológico, como a recorrência do tumor. Uma expressão significativamente maior do Ki-67 foi encontrada no carcinoma ameloblástico em comparação com o ameloblastoma por Kumamoto et al.

O anticorpo contra a actina do músculo liso (α-SMA) marca as células do músculo liso, os miofibroblastos (MF) e as células mioepiteliais. O número médio de MF estromais no ameloblastoma sólido demonstrou ser elevado. A razão para a expressão bizarra de α-SMA nascélulas epiteliais do carcinoma ameloblástico é desconhecida. Pode ser uma indicação de aquisição de fenótipo miofibroblástico no tumor por células epiteliais. Imunomarcação de α-SMA em ameloblastoma e carcinoma ameloblástico: a imunorreactividade foi intensa no estroma de ambos os tipos de tumor, mas no carcinoma ameloblástico, as células tumorais (periféricas e centrais) foram coradas para além do estroma.

Carcinoma de células escamosas intraósseo primário:

A coloração diferencial da cadeia α (IV) do colagénio tipo IV revelou um perfil de imunomarcação perturbado. A co-expressão das cadeias $\alpha1(IV)/\alpha 2(IV)$ ocorreu como padrões lineares finos e descontínuos. As cadeias $\alpha 5(IV)/\alpha6 (IV)$ mostraram uma reação de coloração irregular. A proteína p63, um membro da família do gene P53, mostrou uma forte sobreexpressão. Esta expressão foi significativamente mais elevada do que nos tumores odontogénicos benignos não agressivos.

Carcinoma Odontogénico Esclerosante:

As células epiteliais são imunopositivas para CK 19, CK 5/6 e p63, mas são apenas focalmente e subtilmente positivas para CK 7 e negativas para cam 5.2. A coloração da membrana para a E-caderina é variável.

Carcinoma Odontogénico de Células Claras:

O EMA é positivo. Estão presentes anticorpos contra a pan-queratina (AE1/AE3) e CK 5, 6, 13, 14, para além da amelogenina. Também se observa uma sobreexpressão do oncogene MDM2. A proteína S-100, a Involucrina, a actina do músculo liso, a vimentina e a CK-10 são negativas.

Carcinoma Odontogénico de Células Fantasma: CK de elevado peso molecular (CK-1, KL-1, AE3) forte e uniformemente positiva. CKs de baixo peso molecular (Cam 5.2, NCL-5D3, AE1) fracamente e focalmente positivas. O PCNA e o Ki-67 LI ajudam a diferenciá-lo dos homólogos benignos. [53, 54]

SARCOMAS ODONTOGÉNICOS

O nível mais elevado de fosfatase alcalina e ATPase no tecido ectomesenquimal estava presente. A pancitoqueratina (AE1/AE3) no epitélio ameloblástico, a CK-5 e a CK-6 são positivas. A vimentina era positiva.

A CK-7, a CK-19 e a CAM5.2, a S-100 e a nestina foram negativas. Os índices de marcação de PCNA e Ki-67 foram mais elevados no componente mesenquimal, o que ajuda a estimar a agressividade do tumor. O p53 está presente apenas nas células sarcomatosas mesenquimatosas, mas não nas células epiteliais.

Na presença de tecido duro, foram encontradas cadeias $\alpha 1(IV)$/ $\alpha 2(IV)$ e $\alpha 4(IV)$ ao longo da membrana basal do epitélio ameloblástico.

Carcinossarcoma Odontogénico:

O epitélio corou positivamente para CK-5, CK6, CK-8 e CK-17 e o componente mesenquimal para vimentina. O Ki-67 LI indicou uma elevada proliferação de células em ambos os componentes do tumor. [53,54]

TUMORES DAS GLÂNDULAS SALIVARES:

Histologicamente, a glândula salivar é composta basicamente por ductos e ácinos (unidades ducto-acinares), que são constituídos por quatro tipos de células:

- Ductal,

- Acinar,

- Mioepitelial e
- Células basais.

Tanto as células ductais como as acinares estão presentes no lado luminal do sistema de ductos, sendo por isso designadas por células luminais. Em contrapartida, as células mioepiteliais e basais estão localizadas no lado da membrana basal que rodeia as células luminais, sendo por isso designadas por células abluminais.

Os ácinos secretores e os ductos intercalares contêm células mioepiteliais. Os ductos estriados e os ductos excretores contêm células basais. [55, 56]

Quadro 4: A utilização da imunohistoquímica para diferenciar entre células luminais e abluminais pode ajudar a compreender a arquitetura complexa dos tumores das glândulas salivares e auxiliar no diagnóstico

Marcadores [anticorpos]	Positividade em células parenquimatosas de glândulas salivares normais	Utilizações e significado para os tumores das glândulas salivares
Pan-citoqueratina (CK) [AE1/AE3]	Células luminal e abluminal	Marcador epitelial.
Antigénio da membrana epitelial (EMA)	Células luminais	Marcador de células ductais (luminal); padrão de coloração apical; positivo com bolhas em células sebáceas
Antigénio carcinoembrionár io (CEA)	Células luminais	Marcador de células ductais (luminal)
α-Actina do músculo liso (SMA), Calponina	Células mioepiteliais	Marcador mioepitelial (elevada especificidade, muito útil)
Actina específica do músculo (MSA) [HHF35]	Células mioepiteliais	Marcador mioepitelial (elevada especificidade)
p63, CK14	Células mioepiteliais e basais	Marcador mioepitelial (Nota: também positivo para células epiteliais basais e escamosas)
Proteína ácida fibrilar glial (GFAP)	Células mioepiteliais (variável)	Marcador mioepitelial (baixa sensibilidade); altamente positivo no adenoma pleomórfico e no mioepitelioma
Proteína S-100	variável	Marcador mioepitelial (bom para despistagem, baixa especificidade)
vimentina	Células mioepiteliais	Marcador mioepitelial (bom para despistagem, baixa especificidade)
Ki-67 [MIB-1]	Poucas células	Marcador de proliferação celular; diagnóstico diferencial entre tumores benignos e malignos; fator de prognóstico

p53	Negativo	Diagnóstico diferencial entre tumores benignos e malignos; fator de prognóstico
HER2/neu	Negativo a fracamente positivo em células ductais	Altamente sobreexpressa no carcinoma do ducto salivar; diagnóstico de carcinoma não invasivo Utilização prevista para a terapia molecular orientada
α-Amilase	Células acinares	Positivo no carcinoma de células acínicas (baixa sensibilidade)
Recetor de androgénio (AR)	Negativo	Frequentemente positivo no carcinoma do ducto salivar; diagnóstico de carcinoma não invasivo ex adenoma pleomórfico; Utilização prevista para a terapia molecular orientada
Carcinoma de células renais/ CD10	Negativo	Diagnóstico do carcinoma de células renais metastático
Melan A		Diagnóstico do melanoma maligno metastático
Marcadores de células linfóides		Diagnóstico de linfoma maligno

Diferenciação de células ductais/acinares (luminar): EMA, CEA

É necessário identificar a diferenciação acinar serosa para o diagnóstico de carcinoma de células acinares. A coloração DOG1 é um marcador de células acinares salivares e uma coloração forte pode ser aplicada para apoiar o diagnóstico de carcinoma de células acinares. [57, 58]

Diferenciação de células mioepiteliais (abluminal):

A calponina e a α-SMA são marcadores altamente específicos, enquanto um sinal fraco não específico para a calponina é ocasionalmente observado nas células ductais. [59, 60]

Tabela 5: Diferenciação das células mioepiteliais nos tumores benignos das glândulas salivares

Presença de diferenciação mioepitelial	Ausência de diferenciação mioepitelial
Adenoma pleomórfico	Tumor de Warthin
Mioepitelioma	Oncocitoma
Adenoma de células basais	Adenoma sebáceo
	Linfadenoma
	Adenomas ductais
	Cistadenoma
	Queratocistoma
	Adenoma do ducto estriado

Tabela 6: Diferenciação das células mioepiteliais nos tumores benignos
das glândulas salivares

Presença de diferenciação mioepitelial	Ausência de diferenciação mioepitelial
Carcinoma adenoide cístico Adenocarcinoma polimorfo de baixo grau (minoria dos casos) Carcinoma epitelial-mioepitelial Adenocarcinoma de células basais Adenocarcinoma, NOS (minoritário) Carcinoma mioepitelial Carcinoma ex adenoma pleomórfico Adenoma pleomórfico com metástases Sialoblastoma	Carcinoma de células acínicas Carcinoma mucoepidermóide Adenocarcinoma polimorfo de baixo grau (maioria dos casos) Carcinoma de células claras, NOS Tumores sebáceos malignos Cistadenocarcinoma Carcinoma de células escamosas Carcinoma de células pequenas

Diferenciação oncocítica e sebácea:

A diferenciação oncocítica é observada no tumor de Warthin, oncocitoma e carcinoma oncocítico, carcinoma mucoepidermóide, adenoma pleomórfico, mioepitelioma e carcinoma de células acínicas. Um oncócito é uma célula acidófila repleta de mitocôndrias abundantes em todo o citoplasma e apresenta uma positividade intensa para os anticorpos anti-mitocôndrias. As células sebáceas apresentam uma positividade intensa para EMA (com um padrão caraterístico de bolhas), adipofilina e perilipina. 61,62, 63

Tumores constituídos por células claras:

- Carcinoma epitelial-mioepitelial

- Carcinoma mucoepidermóide

- Mioepitelioma

- Carcinoma mioepitelial

- Carcinoma de células acínicas

- Oncocitoma

- Carcinoma sebáceo

- Carcinoma de células claras NOS

- Carcinoma de células renais metastático e

- Melanoma maligno

Marcadores mioepiteliais (α-SMA e calponina): são positivos no carcinoma epitelial-mioepitelial, mioepitelioma e carcinoma mioepitelial, mas não nos outros tumores. O sinal positivo para EMA distingue o carcinoma epitelial-mioepitelial do mioepitelioma ou do carcinoma mioepitelial. O diagnóstico de carcinoma de células renais metastático ou de melanoma maligno é confirmado pela imunopositividade para CCR e CD10 ou Melan-A, respetivamente. [64,65, 66]

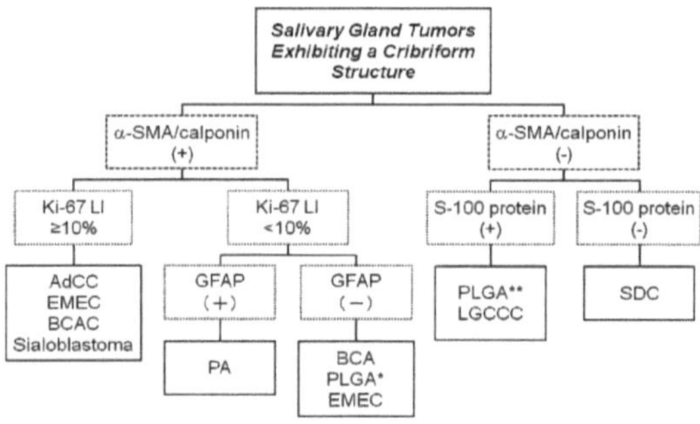

Figura 7: Tumores que apresentam uma estrutura cribriforme

Adenoma pleomórfico:

As células luminais dos elementos tubuloglandulares são positivas para CK 3,6,10,11,13,16. c-kit (CD117) apresentou uma coloração moderadamente intensa. As células mioepiteliais modificadas são irregularmente positivas para CK 13, 14 e 16 e pancitoqueratina e também reactivas para p63. São também positivas para a vimentina, a proteína S-100, a proteína glial fibrilar ácida, a α-actina do músculo liso, a HHF35, a calponina e a mionina do músculo liso. As células não lacunares nas áreas condróides são positivas para a vimentina e a pan-citoqueratina. As células lacunares são positivas para a vimentina e a proteína S-100.

As células mioepiteliais modificadas nas áreas mixóides e as células luminais são positivas para TGF-β2, enquanto as células lacunares nas áreas condróides expressam fracamente TGF-β3. As células mioepiteliais fusiformes expressam BMP, enquanto as células ductais internas e as células lacunares nas áreas condróides expressam BMP-6. O colagénio tipo II e a condromodulina-1 estão presentes na matriz condroide, reflectindo a composição da cartilagem normal.

O antigénio Ki-67 está presente em todas as partes activas do ciclo celular nas fases G1, S, G2, M e ausente na fase G0. A sua expressão aumenta com a progressão do ciclo celular e atinge o seu pico durante as fases G2 e M. A expressão do Ki-67 aumenta com a desregulação do ciclo celular. A expressão do Ki-67 no CaxPA foi detectada predominantemente no componente epitelial maligno do que nos componentes benignos. A expressão positiva de Ki-67 foi sugestiva de um comportamento biológico agressivo elevado do tumor com mau prognóstico.

Os APs tinham uma expressão muito baixa ou negativa da proteína p53. No entanto, a expressão mais elevada da proteína p53 com alta intensidade no CaxPA sugere uma mutação. A proteína p53 é um produto do gene supressor de tumores p53. O gene supressor de tumores funciona na paragem de G1 para permitir a reparação de danos no ADN e impedir que a célula entre na fase S do ciclo celular ou, em alternativa, para guiar as células danificadas para a apoptose. A aneuploidia e níveis mais elevados de expressão do p53 têm sido correlacionados com histologia de alto grau, observada no adenocarcinoma salivar, no carcinoma dos ductos salivares, no CaxPA e no carcinoma oncocítico. O gene supressor de tumor p53 pode estar envolvido na carcinogénese da glândula salivar e a expressão da sua oncoproteína é um indicador independente de agressividade clínica em doentes com carcinoma da glândula parótida. As proteínas de manutenção do minicromossoma (MCM) são um conjunto delineado de 10 polipéptidos expressos em células replicantes durante a mitose. São essenciais para a iniciação e o alongamento da replicação do ADN e compreendem seis proteínas (MCM-2 a MCM-7); após a mitose, estas proteínas são degradadas. Pensa-se que a expressão de MCM é mais específica do que a de outros marcadores como o Ki-67 e o PCNA e pode servir como marcadores biológicos de malignidade e displasia. Nas glândulas salivares, a MCM-2 é utilizada como uma ferramenta de diagnóstico adicional para distinguir entre AP e Carcinoma ex-AP (CaXPA). Vargas et al. referiram que o Mcm-2 podia ser utilizado como ferramenta de diagnóstico adicional para distinguir entre AP e CXPA e entre carcinoma adenoide quístico e adenocarcinoma polimorfo de baixo grau. [60]

Adenoma pleomórfico com metástases:

A maior utilidade da imunohistoquímica para a neoplasia salivar é distinguir os tumores primários da glândula salivar dos tumores de glândulas não salivares. É utilizada para distinguir um AP ou carcinossarcoma com metástases de um sarcoma primário de tecidos moles e também para detetar APs raros que se originaram nos tecidos moles. Os achados de marcadores epiteliais como a queratina no estroma condromixoide, elementos contrácteis do músculo liso (HHF-35, actina do músculo liso, calponina) e GFAP nas células mioepiteliais são características únicas da neoplasia salivar e podem ser úteis no diagnóstico diferencial. [61]

Carcinoma ex adenoma pleomórfico:

A expressão de Ki-67 no CaxPA foi detectada predominantemente no componente epitelial maligno do que nos componentes benignos. Os APs tinham uma expressão muito baixa ou negativa da proteína p53. No entanto, a expressão mais elevada da proteína p53 com elevada intensidade no CaxPA sugere uma mutação.

Os MCM são um conjunto delineado de 10 polipéptidos expressos em células em replicação durante a mitose. Pensa-se que a expressão de MCM é mais específica do que a de outros marcadores, como o Ki-67 e o PCNA, e pode servir como marcadores biológicos de malignidade e displasia. Nas glândulas salivares, a MCM-2 é utilizada como uma ferramenta de diagnóstico adicional para distinguir entre AP e carcinoma ex-AP (CXPA).

A maior utilidade da imunohistoquímica para a neoplasia salivar é distinguir os tumores primários das glândulas não salivares e distinguir um AP ou carcinossarcoma com metástases de um sarcoma primário dos tecidos moles. [62]

As características únicas da neoplasia salivar:

Marcadores epiteliais (queratina) no estroma condromixoide,

elementos contrácteis do músculo liso (HHF-35, SMA, calponina),

GFAP nas células mioepiteliais.

Tabela 7: Expressão de marcadores em tumores benignos das glândulas salivares

Glândulas salivares	Proteína S-100, actinas, calponina
Tumor de Warthin	Todas as células epiteliais são coradas com AE1/AE3 e MNF116 Células luminais positivas para CK-7, 8 e 18. Os marcadores linfóides B (CD20), NK (CD56) e T (CD3) são positivos.
Mioepitelioma	Positivo para pan-CK, proteína S-100, vimentina e p63.
Adenoma de células basais	Positivo para CK, EMA e CEA.
Adenoma canalicular	Positivo para CK 7 e 13 e proteína S-100 Negativo para marcadores mioepiteliais (calponina, α-actina de músculo liso e cadeia pesada de miosina de músculo liso). Negativo para CEA, p53, p63, p73.
Adenoma sebáceo	Positivo para CK e EMA Negativo para marcadores mioepiteliais.
Papiloma ductal	Pan-citoqueratina e EMA
Papiloma intraductal	Positivo para pancitoqueratina e EMA
Sialadenoma papilífero	As células luminais são positivas para pancitoqueratina, EMA e CEA. As células localizadas na base são positivas para vimentina, CK14 e SMA.
Papiloma ductal invertido	Positivo para pancitoqueratina, EMA e CEA

Tabela 8: Expressão dos marcadores nos tumores malignos das glândulas salivares

Neoplasia	Marcadores
Carcinoma mucoepidermóide	Positivo para pancitoqueratina, CK7 e p63. MUC1 e MUC5AC: CME de alto grau
Carcinoma de células acínicas	Positivo para CK, CEA, polipeptídeo intestinal vasoativo, BMP6.
Carcinoma adenoide cístico	As células epiteliais são positivas para CK de baixo peso molecular, CEA e EMA. Myb é um marcador fiável. O Ki 67 tem um índice proliferativo mais elevado. A SMA é um marcador fiável. Invasão perineural - proteína S-100, GFAP e molécula de adesão celular neural.
Adenocarcinoma polimorfo	Positivo para CK e EMA de baixo e alto peso molecular, proteína S-100 e vimentina.
Carcinoma epitelial-mioepitelial	Positivo para CK de baixo peso molecular, o p63 é o melhor marcador. EMA
Carcinoma do ducto salivar	Positivo para citoqueratina, EMA e CEA.
Carcinoma de células claras - NOS	Positivo para citoqueratinas de baixo peso molecular
Adenocarcinoma de células basais	Positivo para CK's O índice de marcação Ki-67 é mais elevado p53 e o recetor do fator de crescimento epidérmico são elevados
Carcinoma oncocítico	O índice proliferativo Ki- 67 é mais elevado

Tabela 9: Expressão de marcadores em neoplasias mesenquimatosas [69-77]

Neoplasia	Marcador
Fibromatose gengival	Células fibroblásticas - positivas para vimentina Miofibroblastos - SMA
Angiofibroma	Positivo para vimentina. As células endoteliais têm CD31, CD34 e antigénio relacionado com o fator VIII. Uma minoria destas células é positiva para a SMA Coloração de β-catenina de fibroblastos Visto. VEGF, TGF, NGF, PDGF positivo
Miofibroma	Positivo para vimentina e SMA. Limitada ou ausência de desmina. Não exprimir h-caldesmon
Hemangiopericitoma/tumor fibroso solitário	Positivo para CD34 e vimentina. CD31, actina, desmina, proteína S-100 e queratinas são negativos.
Mixoma	Positivo para vimentina e actina específica do músculo.

Tabela 10: Expressão de marcadores em lesões vasculares e perivasculares [69-77]

Neoplasia	Marcador
Hemangioma arteriovenoso (Malformação arteriovenosa)	Positivo para CD31 e SMA GLUT-1 e HHV 8 são negativos.
Hemangiomas	Positivo para CD31, CD34 e antigénio relacionado com o fator VIII, SMA, Ulex europeus. GLUT-1, α-SMA destacam células musculares lisas e miopericitos. WT-1 em hemangiomas capilares infantis e adquiridos, mas não em malformações vasculares.
Linfangiomas	Positivo para CD31, CD34 e antigénio relacionado com o fator VIII e marcador sensível VEGFR-3 para lesões derivadas de linfáticos. Podoplanina e anticorpos contra o fator de transcrição homeobox Prox1- mais sensíveis
Vascular maligno: Hemangioendotelioma epitelioide	Positivo para CD31, CD34. Antigénio relacionado com o fator VIII e CK 7 (50%) e 18 (100% dos casos). Actina registada nas células lesionais.
Sarcoma de Kaposi	**CD34, CD31,** fator-VIII (vWF) raramente positivo. negativo para o fator XIII. **HHV-8:** deteção mais rápida do que a análise PCR. -Como o vírus não foi identificado na histologia, a presença de HHV-8 confirma o diagnóstico. LNA-1 (Antigénio Nuclear Latente)
Angiossarcoma	O CD31 é o melhor marcador vascular. CD34 menos eficaz, mas frequentemente presente.
Linfangiossarcoma	VEGFR-3

Tabela 11: Expressão de marcadores em tumores musculares [69-77]

Neoplasia	Marcador
Rabdomioma	Positivo para actina específica do músculo, desmina e mioglobina. A reatividade da desmina é particularmente forte. A miogenina e a myo D1 também são consistentes.
Leiomioma	Positivo para desmina, alfa-músculo liso e actina específica do músculo, h-caldesmon e calponina. Expressão perimembranosa de colagénio de tipo IV, laminina presente.
Rabdomiossarcoma	Positivo para actina específica do músculo, desmina, myo D1 e miogenina.
Leiomiossarcoma	Positivo para vimentina, actina (tanto músculo específico como músculo liso) Expressão variável da desmina. Calponina, h-caldesmon, miosina do músculo liso vista

Tabela 12: Expressão de marcadores em neoplasias de origem neural [69-77]

Neoplasia	Marcador
Neurossarcoma	Neurofilamentos, S-100
Neuroblastoma olfativo	Sinaptofisina, cromogranina, neurofilamento
Fibrossarcoma maligno/ Histiocitoma fibroso maligno/sarcoma pleomórfico indiferenciado	Positivo para actina, vimentina e CD-68. Negativo para S-100, HMB45, EMA, CD34, queratinas e maioritariamente negativo para desmina
Linfomas	CD45
Linfomas de células B	CD20, CD19, CD45
Linfomas de células T	CD3, CD43, CD45
Doença de Hodgkin (células RS)	CD15, CD30 e negativo para CD45
Linfoma de Hodgkin com predomínio de linfócitos nodulares (NLPHL)	CD20, CD45, Oct2 positivo CD30, CD15 negativo
Infiltrados leucémicos	Mieloperoxidase

NEOPLASIAS MALIGNAS DE HISTOGÉNESE INCERTA

Sarcoma alveolar de partes moles:

Metade dos casos eram positivos para desmina e são focalmente positivos para SMA.

Negativo para vimentina, marcadores neurais, melanocíticos, histiocíticos e epiteliais.

Sarcoma sinovial:

Citoqueratina (CK-7, CK-19) positiva, EMA. [78,79,80, 81]

TUMORES ÓSSEOS

Osteoma osteoide:

Os anticorpos para S-100 e neurofilamento demonstram fibras nervosas no tumor e na zona reactiva circundante. A presença de fibras nervosas é observada apenas no osteoma osteoide.

82, 83, 84

Osteossarcoma:

Fortemente positivo para CD30, CD68, CD117 e WT-1. Menos de metade apresenta coloração para EGFR e CD99. As células dispersas expressam pancitoqueratina (carcinoma metastático). Observa-se uma coloração intra-citoplasmática difusa, moderada a forte, para CD99. A osteocalcina e a osteonectina são por vezes utilizadas para realçar o osteoide.

Osteossarcoma de pequenas células: Não existe imunofenótipo específico para o osteossarcoma de pequenas células. As células tumorais são positivas para CD99, vimentina, osteocalcina, osteonectina, actina específica do músculo liso. [85-88]

Fibroma desmoplásico:

Geralmente é positivo para a vimentina. Apresenta positividade para SMA, positividade focal para S-100 e negatividade para EMA e desmina. Não apresenta coloração para marcadores vasculares, o que demonstra o seu baixo potencial proliferativo. [38, 39]

Fibrossarcoma:

Mostra-se positivo para a vimentina. Ligeira ou focalmente positivo para actina do músculo liso. [26, 29]

Histiocitoma fibroso maligno do osso:

A vimentina é fortemente positiva nas células tumorais. A desmina ou actina do músculo liso, indicativa de diferenciação miofibroblástica, é focalmente positiva em alguns casos. Reatividade CD68 presente, marcador não específico para histiócitos. Lesões com diferenciação significativa do tipo histiocitário - positivas com colorações de antitripsina ou antitimotripsina. A queratina e o EMA são focalmente positivos. [28, 29]

Sarcoma de Ewing:

O CD99 é expresso de forma membranosa caraterística. Coloração de vimentina - a maioria das células tumorais. A queratina é observada em alguns casos. Enolase específica dos neurónios, sinaptofisina e proteína de filamentos triplos dos neurónios - tumores com diferenciação neural. [89-96]

Mieloma de células plasmáticas: Não expressam marcadores típicos de células B, como CD20 ou CD19. O CD138 é um marcador fiável de plasmócitos normais e neoplásicos. As células do mieloma têm as mesmas características que as células plasmáticas normais e apresentam o seu próprio antigénio distinto [antigénio associado às células plasmáticas (PCA, CD38)]. Expressam o antigénio natural killer CD56/58, que não é expresso nos plasmócitos reactivos. Positivo para EMA.

Histiocitose das células de Langerhans:

CD1a, Langerina (CD207) são positivos. A proteína S-100 será positiva. Negativo com CD45, citoqueratina do antigénio da membrana epitelial, CD15 e CD30.

Metástases que envolvem o osso:

A EMA ou as queratinas são positivas nos carcinomas metastáticos. Os carcinomas sarcomatóides são positivos para a vimentina e negativos ou focalmente positivos para as queratinas. PSA para o carcinoma da próstata, receptores de estrogénio e progesterona para o cancro da mama, proteína S-100, HMB-45 ou Melan-A para o melanoma maligno, cromogranina A ou CD56 para o tumor neuroendócrino.

Schwannoma: difusa e fortemente positiva com a proteína S100.

Leiomioma: As células são positivas para actina do músculo liso e desmina. **Leiomiossarcoma:** As células são positivas com actina de músculo liso e desmina **Lipoma:** A gordura neoplásica expressa vimentina e proteína S100.

TUMORES DA CARTILAGEM

Cordoma: Os cordomas são reactivos com anticorpos contra a proteína S100, a pan-queratina vimentina, as citoqueratinas de baixo peso molecular e o antigénio da membrana epitelial (EMA).

Condroblastoma: Os condroblastos expressam geralmente a proteína S100 e a vimentina. citoqueratina - mais frequentemente observada.

Fibroma condromixoide:

Expressam a proteína S100. Imuno-reatividade para actina do músculo liso, actina muscular e CD34 - regiões periféricas aos lóbulos.

Condrossarcoma mesenquimal:

O componente de células pequenas foi positivo para vimentina e CD99. O componente de cartilagem é tipicamente positivo para S-100. A citoqueratina foi negativa.

Quadro 13: Diagnóstico diferencial dos tumores anaplásicos

Origem	Citoqueratinas (AE1/3, MNF116, Cam 5.2)	Melan A, S-100, HMB 45	Vimentina (baixa especificidade)	Marcadores linfóides (CD 45)
Origem epitelial/carcinoma	+	-	Alguns são positivos	-

Sarcoma	+/-	+/-	+	-
Hematopoiético/linfoide	-	-	-	+
Melanocítico	-	+	-	-

Quadro 14: Tumores diferenciais dos tumores de células redondas

Diagnóstico diferencial	CD99	CD45	Citoqueratina	Desmina	Marcadores neurais (CD 56)	Marcadores musculares (MyoD1)
Sarcoma de Ewing/ PNET	+	+	+/-	+/-	+	-
Neuroblastoma	-	+	-	-	+	-
Rabdomiossarcoma	+	+	-	+	-	+
Linfoma	+	-	-	-	-	-

| Sarcoma sinovial | + | + | + | - | - | - |

Tabela 15: Tumores diferenciais das neoplasias de células fusiformes

Diagnóstico	CD34	α - SMA	Desmina	S100	CK	CD99
Sarcoma sinovial	-	-	-	-	+	+
MPNST	-	-	-	+	-	-
Leiomiossarcoma	-	+	+	-	Por vezes positivo	-
Miofibrossarcoma	-	+	-	-	-	-
Fibrossarcoma	-	-	-	-	-	-
Carcinoma de células fusiformes	-	-	-	-	+	-
Melanoma maligno	-	-	-	+	-	-

CONCLUSÃO

A imunohistoquímica pode aumentar a exatidão e ser um instrumento útil para investigar os aspectos que não podem ser avaliados por exame histológico, tais como a natureza e o estado de diferenciação das células, a proliferação celular e a expressão de proteínas tumorais. A IHC desempenha um papel importante na identificação do local do tumor primário na doença metastática. Os painéis que identificam o CEC, o adenocarcinoma, o carcinoma da tiroide, o sarcoma, o linfoma, o carcinoma neuroendócrino e o melanoma podem melhorar a precisão do diagnóstico e, assim, fornecer um contributo valioso para a determinação da terapêutica mais eficaz.

Para otimizar a sua utilização, são necessários critérios de indicação claros. A técnica auxilia na abordagem dos tumores de cabeça e pescoço, principalmente no diagnóstico de sarcomas e linfomas, permitindo sua adequada classificação. A IHC é um método útil para identificar locais de tumores primários em pacientes com metástases nodais. A IHC tem um valor indiscutível para sarcomas e linfomas. Tem sido utilizada para determinar a histogénese e a subtipagem dos tumores e, consequentemente, tem tido um impacto significativo na escolha da terapêutica.

REFERÊNCIAS

1. Kim Suvarna S, Layton C, Bancroft John D. Text book of Theory and practice of histological techniques. 7th ed. China: Elsevier; 2013. 381-422p.

2. David Dabbs J. Diagnostic Immunohistochemistry. 2nd ed. Estados Unidos da América:Elsevier;2014. 245-321p.

3. Schroeder HW, Jr., Cavacini L. Structure and function of immunoglobulins (Estrutura e função das imunoglobulinas). The Journal of allergy and clinical immunology. 2010;125(2 Suppl 2):S41-52p.

4. Abbas AK, Lichtman AH, Pillai S. Textbook of Cellular and Molecular Immunology (Manual de Imunologia Celular e Molecular). 6th ed. China: Elsevier; 2007. 78p.

5. Key M. IHC guidebook, Immunohistochemistry Staining Methods. capítulo 9, Immunohistochemistry Staining Methods, pg no 57-60p.

6. Boenisch T. Immunohistochemical Staining Methods http://www.dako.com: Dako; 2009. 5th ed. Capítulo 1: Anticorpos.

7. Bratthauer GL. The Avidin-Biotin Complex (ABC) Method and Other Avidin-Biotin Binding Methods [O método do complexo avidina-biotina (ABC) e outros métodos de ligação avidina-biotina]. Métodos em biologia molecular 2010;588: 257-70p.

8. Matos LL, Trufelli DC. Immunohistochemistry as an Important Tool in Biomarkers Detection and Clinical Practice. Biomarker Insights 2010;5:9-20p.

9. Dodson A. Modern methods for diagnostic immunocytochemistry (Métodos

modernos para imunocitoquímica de diagnóstico). Current Diagnostic Pathology 2002;8:113-22p.

10. Bogen B. Immunologi. 2. ed: Universitetsforlaget AS; 2009.334 p.

11. Lea T. Immunologi og immunologiske teknikker: Fagbokforlaget; 2002. 400p.

12. Coons AH, Creech HJ, Jones RN, Berliner E. A demonstração do antigénio pneumocócico nos tecidos através da utilização de anticorpos fluorescentes. J Immunol. 1942;45(3):159-70p.

13. Visão geral   de   imuno-histoquímica
   http://www.thermofisher.com: Thermo   FisherScientificinc   .;
   2015 [updated2015].   Available   Em:
   https://www.thermofisher.com/no/en/home/life-science/protein-
   biology/protein- biology-learning-center/protein-biology-resource-
   library/pierce-protein- methods/overview-immunohistochemistry.html.

14. Kalyuzhny AE. Imunohistoquímica - elementos essenciais e mais além: Springer International Publishing Switzerland; 2016.

15. Smith P. Immunohistochemisty - direct, indirect and sandwiches http://www.agarscientific.net: Agar Scientific; 2015 [atualizado a 5 de janeiro de 2015]. Disponível em: http://www.agarscientific.net/immunohistochemistry-direct- indirect-and- sandwiches/.

16. IHC WORLD L. Introdução à Imunohistoquímica http://www.ihcworld.com: IHCWORLD; 2011. Disponível em: http://www.ihcworld.com/_intro/antigen-retrieval.htm.

17. Regenmortel MHVv. Imunoquímica. Oss CJv, editor. EUA: Marcel Dekker

Inc.; 1994. 1053 p.

18. Gamble JDBaM. Teoria e prática das técnicas histológicas. 6a ed: Elsevier; 2008. 699 p.

19. BiologicalS . Immunostaining (IHC Staining) http://www.immunohistochemistry.us: Sino Biological; Disponível em: http://www.immunohistochemistry.us/immunohistochemistry-staining.html.

20. Imunodetecção IHC http://www.thermofisher.com: Thermo Fisher Inc. ; 2015. Disponível em: https://www.thermofisher.com/no/en/home/life-science/protein- biology/protein-biology-learning-center/protein-biology-resource-library/pierce- protein-methods/ihc-immunodetection.html.

21. Key M. Guia didático: Immunohistochemical Staining Methods http://www.dako.com: Dako; 2009 [5º:[Capítulo 9: Métodos de coloração imuno-histoquímica]. Disponível em: http://www.dako.com/08002_ihc_staining_methods_5ed.pdf.

22. ScientificTF. Avidin-BiotinComplexMethodfor Deteção IHC http://www.thermofisher.com:ThermoFisher Inc.; 2015 [Disponível em: https://www.thermofisher.com/no/en/home/life-science/protein-biology/protein- biology-learning-center/protein-biology-resourcelibrary/pierce-protein- methods/avidin-biotin-complex-method-ihc-detection.html.

23. Lewis JS Jr. p16 Immunohistochemistry as a Standalone Test for Risk Stratification in Oropharyngeal Squamous Cell Carcinoma (Imunohistoquímica

p16 como teste autónomo para estratificação do risco no carcinoma de células escamosas da orofaringe). Head Neck Pathol. 2012;6(Suppl 1):75-82p.

24. Robinson M, Schache A, Sloan P, et al. Testes específicos para HPV: A Requirement for Oro- pharyngeal Squamous Cell Carcinoma Patients. Head Neck Pathol. 2012;6(Suppl 1):83-90p.

25. Lopes V, Murray P, Williams H, et al. O carcinoma de células escamosas da cavidade oral raramente alberga o papilomavírus humano oncogénico. Oral Oncol. 2011;47:698-701p.

26. Cobo F, Talavera P, Concha A. Artigo de revisão: relação do papilomavírus humano com o carcinoma papilar de células escamosas do trato aerodigestivo superior: uma revisão. Int J Surg Pathol. 2008;16:127-136p.

27. Lewis JS Jr, Thorstad WL, Chernock RD, et al. Carcinoma espinocelular orofaríngeo p16 positivo: uma entidade com um prognóstico favorável, independentemente do estado do HPV do tumor. Am J Surg Pathol. 2010;34:1088-1096p.

28. Doyle LA, Wang WL, Dal Cin P, et al. MUC4 é um marcador sensível e extremamente útil para o fibrossarcoma epitelioide esclerosante: associação com o rearranjo do gene FUS. Am J Surg Pathol. 2012;36:1444-1451p.

29. Rekhi B, Folpe AL, Deshmukh M, et al. Fibrossarcoma epitelioide esclerosante - Uma revisão de dois casos com análise citogenética do rearranjo do gene FUS pela técnica FISH. Pathol Oncol Res. 2010.

30. Loos CVD. Protocolo do utilizador: Practical Guide to Multiple Staining. http://www.biotechniques.com: Amesterdão.

31. Lester Thompson D R. Patologia da cabeça e do pescoço. 2nd ed. 2014

32. Rosai J. Patologia Cirúrgica. 10th ed. Mosby: Elsevier. 2011.

33. Thompson LD. Laryngeal granular cell tumor. Ear Nose Throat J. 2009;88:824-825p.

34. Enzinger, Weiss. Tumores de tecidos moles. 6th ed. Saunders. 2013.

35. GneppDR   .   Diagnosticsurgicalpathologyofheadandneck .2nd ed.

China:Elsevier.2009.

36. Kraft S, Fletcher CD. Neoplasias atípicas intradérmicas do músculo liso: análise clinicopatológica de 84 casos e uma reavaliação do "leiomiossarcoma" cutâneo. Am J Surg Pathol. 2011;35:599-607p.

37. Iwata J, Fletcher CD. Deteção imuno-histoquímica da citoqueratina e do antigénio da membrana epitelial no leiomiossarcoma: um estudo sistemático de 100 casos. Pathol Int. 2011;50:7-14p.

38. Chen E, O Connell F, Fletcher CD. Leiomiossarcoma desdiferenciado: análise clinicopatológica de 18 casos. Histopathology. 2011;59:1135-1143p.

39. Nicolas MM, Tamboli P, Gomez JA, et al. Leiomiossarcoma pleomórfico e desdiferenciado: estudo clinicopatológico e imunohistoquímico de 41 casos. Hum Pathol. 2010;41:663-671p.

40. Iwata T, Miura T, Inoue K, et al. Leiomiossarcoma primário do mediastino anterior envolvendo o arco aórtico, a carótida comum esquerda e as artérias subclávias esquerdas. Ann Thorac Cardiovasc Surg. 2012;18:140-143p.

41. Shivathirthan N, Kita J, Iso Y, et al. Leiomiossarcoma hepático primário: Relato de caso e revisão da literatura. World J Gastrointest Oncol. 2011;3(10):148-152p.

42. Bahrami A, Gown AM, Baird GS, et al. Aberrant expression of epithelial and neuro- endocrine markers in alveolar rhabdomyosarcoma: a potentially serious diagnostic pitfall. Mod Pathol. 2008;21:795-806p.

43. van Gaal JC, Flucke UE, Roeffen MH, et al. Anaplastic lymphoma kinase aberrations in rhabdomyosarcoma: clinical and prognostic implications. J Clin Oncol. 2012;30:308-315p.

44. Jo VY, Marino-Enriquez A, Fletcher CD. Epithelioid rhabdomyosarcoma: clinicopathologic analysis of 16 cases of a morphologically distinct variant of rhabdomyosarcoma. Am J Surg Pathol. 2011;35:1523-1530p.

45. Frieling G, Al-Zaid T, Prieto V. Positividade da Fosfatase Alcalina Placentária em Melanoma Metastático: Relato de um caso e revisão da literatura. Reunião anual da Sociedade Americana de Dermatopatologia de Chicago. 2012.

46. Plaza, JA, et al. Expressão imunohistoquímica de S100A6 no neurotekeoma celular: análise clinicopatológica e imunohistoquímica de 31 casos. Am J Dermatopathol. 2009;31(5):419-422p.

47. Ohsie SJ, Sarantopoulos GP, Cochran AJ, et al. Immunohistochemical Characteristic s of melanoma. J Cutan Pathol. 2008;35:433-444p.

48. Rao P, Fuller GN, Prieto VG. Expressão de Sox-9 em Melanoma Metastático - Uma Potencial Armadilha de Diagnóstico. Am J Dermatopathol. 32(3):262-266, 2010, 5/2010. e-Pub 1/2010.

49. Ramos-Herberth FI, Karamchandani J, Kim J, et al. A imunocoloração SOX10

distingue o melanoma desmoplásico da cicatriz de excisão. J Cutan Pathol. 2010;37(9):944-952p.

50. Lee H, Torres FX, McLean SA, et al. Heterogeneidade imunofenotípica do melanoma sinonasal primário com expressão aberrante de marcadores neuroendócrinos e calponina. Appl Immunohistochem. Mol Morphol. 2011;19:48-53p.

51. Prieto VG. Linfonodos sentinela no melanoma cutâneo: manuseio, exame e repercussão clínica. Arch Pathol Lab Med. 2010;134(12):1764-1769p.

52. Paradela S, Fonseca E, Prieto VG. Melanoma em crianças. Arch Pathol Lab Med. 2011;135:307-316p.

53. Keith DH, Paul MS. A utilidade diagnóstica da imunohistoquímica para lesões odontogénicas. Head and Neck Pathol. 2014;8:392-399p.

54. Barnes L, Eveson JW, Reichart P, Sidransky D. Patologia e genética dos tumores da cabeça e do pescoço. Classificação da Organização Mundial de Saúde. Lyon: IARC Press; 2005.

55. Curran AE, Allen CM, Beck FM, et al. Padrão distintivo de imunorreactividade da proteína ácida fibrilar glial útil na distinção entre adenoma pleomórfico fragmentado, adenoma canalicular e adenocarcinoma polimorfo de baixo grau das glândulas salivares menores. Head Neck Pathol. 2007;1:27-32p.

56. Liu L, Qian J, Singh H, et al. Immunohistochemical analysis of chromophobe renal cell carcinoma, renal oncocytoma, and clear cell carcinoma: An optimal and practical panel for differential diagnosis. Arch Pathol Lab Med.

2007;131:1290- 1297p.

57. Paner GP, Lindgren V, Jacobson K, et al. Elevada incidência de anomalias do cromossoma 1 numa série de 27 oncocitomas renais: Cytogenetic and fluorescence in situ hybridization studies. Arch Pathol Lab Med. 2007;131:81-85p.

58. Weinreb I, Seethala RR, Perez-Ordonez B, et al. Oncocytic mucoepidermoid carcinoma: descrição clinicopatológica numa série de 12 casos. Am J Surg Pathol. 2009;33:409-416p.

59. Wolfish EB, Nelson BL, Thompson LD. Sinonasal Tract Mucoepidermoid Carcinoma: A Clinicopathologic and Immunophenotypic Study of 19 Cases Combined with a Comprehensive Review of the Literature. Head Neck Pathol. 2011.

60. Martinez-Rodriguez N, Leco-Berrocal I, Rubio-Alonso L, et al. Epidemiologia e tratamento do carcinoma adenoide cístico das glândulas salivares menores: um estudo meta-analítico. Med Oral Patol Oral Cir Bucal. 2011;16:e884-e889p.

61. Papaspyrou G, Hoch S, Rinaldo A, et al. Chemotherapy and targeted therapy in ade- noid cystic carcinoma of the head and neck: a review. Head Neck. 2011;33:905-911p.

62. Mitani Y, Rao PH, Futreal PA, et al. Novos rearranjos cromossómicos e pontos de rutura na t(6;9) no carcinoma adenoide cístico salivar: associação com a fusão quimérica MYB-NFIB, expressão de MYB e resultados clínicos. Clin Cancer Res. 2011;17:7003-7014p.

63. Bell D, Roberts D, Karpowicz M, et al. Clinical significance of Myb protein

and downstream target genes in salivary adenoid cystic carcinoma. Cancer Biol Ther. 2011;12:569-573p.

64. Brill LB, Kanner WA, Fehr A, et al. Análise da expressão de MYB e das fusões do gene MYB-NFIB no carcinoma adenoide cístico e noutras neoplasias salivares. Mod Pathol. 2011;24:1169-1176p.

65. West RB, Kong C, Clarke N, et al. Expressão e translocação de MYB em carcinomas adenóides císticos e outros tumores das glândulas salivares com correlação clinicopatológica. Am J Surg Pathol. 2011;35:92-99p.

66. Brown JG, Familiari U, Papotti M, et al. Thymic basaloid carcinoma: a clinicopatho- logic study of 12 cases, with a general discussion of basaloid carcinoma and its rela- tionship with adenoid cystic carcinoma. Am J Surg Pathol. 2009;33:1113-1124p.

67. Banki F, Khalil K, Kott MM, et al. Carcinoma adenoide cístico da glândula timo: um tumor raro. Ann Thorac Surg. 2010;90:e56-e58p.

68. Beltran D, Faquin WC, Gallagher G, et al. Comparação imunohistoquímica selectiva de adenocarcinoma polimorfo de baixo grau e carcinoma adenoide quístico. J Oral Maxillofac Surg. 2006;64:415-423p.

69. Swanson PE, Manivel JC, Scheithauer BW, Wick MR. Antigénio da membrana epitelial em sarcomas humanos. Um estudo imunohistoquímico. Surg Pathol 1989;2:313-22p.

70. Arber DA, Weiss L. CD15: uma revisão. Appl Immunohistochem 1993;1: 17-30p.

71. Tos AP, Doglioni C. Calretinin: uma nova ferramenta para imunohistoquímica diagnóstica. Adv Anat Pathol 1998;5:61-6p.

72. Nicolas MM, Tamboli P, Gomez JA, et al. Leiomiossarcoma pleomórfico e desdiferenciado: estudo clinicopatológico e imunohistoquímico de 41 casos. Hum Pathol. 2010;41:663-671p.

73. Shivathirthan N, Kita J, Iso Y, et al. Leiomiossarcoma hepático primário: Relato de caso e revisão da literatura. World J Gastrointest Oncol. 2011;3(10):148-152p.

74. Iwata T, Miura T, Inoue K, et al. Leiomiossarcoma primário do mediastino anterior envolvendo o arco aórtico, a carótida comum esquerda e as artérias subclávias esquerdas. Ann Thorac Cardiovasc Surg. 2012;18:140-143p.

75. Zhang H, Maitta RW, Bhattacharyya PK, et al. γ-Synuclein is a promising new marker for staining reactive follicular dendritic cells, follicular dendritic cell sarcoma, Kaposi sarcoma, and benign and malignant vascular tumors. Am J Surg Pathol. 2011;35:1857-1865p.

76. Takeda Y, Sato H, Satoh M, Nakamura SI, Yamamoto H. Expressão imunohistoquímica de marcadores de tecido neural (enolase específica de neurónio, proteína ácida fibrilar glial, proteína S100) em fibrodentinoma ameloblástico: um estudo comparativo com fibroma ameloblástico. Pathol Int. 2000;50(8):610-5p.

77. Miettinen M. Immunohistochemistry in tumour diagnosis (Imunohistoquímica no diagnóstico de tumores). Ann Med 1993;25:221- 33p.

78. Krskova L, Kalinova M, Brizova H, et al. Molecular and immunohistochemical

analyses of BCL2, KI-67, and cyclin D1 expression in synovial sarcoma. Cancer Genet Cyto- genet. 2009;193:1-8p.

79. Foo WC, Cruise MW, Wick MR, et al. A coloração imuno-histoquímica para TLE1 distingue o sarcoma sinovial dos mímicos histológicos. Am J Clin Pathol. 2011;135:839-844p.

80. Jagdis A, Rubin BP, Tubbs RR, et al. Avaliação prospetiva do TLE1 como marcador imunohistoquímico de diagnóstico no Sarcoma sinovial. Am J Surg Pathol. 2009;33:1743-1751p.

81. Lai JP, Robbins PF, Raffeld M, et al. NY-ESO-1 expression in synovial sarcoma and other mesenchymal tumors: significance for NY-ESO-1-based targeted therapy and differential diagnosis. Mod Pathol. 2012;25:854-858p.

82. Molyneux EM, Rochford R, Griffin B, et al. Burkitt's lymphoma. Lancet. 2012;379:1234p.

83. T Azizi, MHK Motamedi, SM Jafari. Osteossarcoma gnático: Um estudo demográfico multicêntrico de 10 anos. Jornal Indiano do Cancro. 2009;46(3):231-233p.

84. Lee AF, Hayes MM, Lebrun D, et al. FLI-1 distingue o sarcoma de Ewing do osteossarcoma de pequenas células e do condrossarcoma mesenquimal. Appl Immunohistochem Mol Morphol. 2011;19(3):233-238p.

85. Gomez-Brouchet A, Mourcin F, Gourraud PA, et al. Galectin-1 is a powerful marker to distinguish chondroblastic osteosarcoma and conventional chondrosarcoma. Hum Pathol. 2010;41(9):1220-1230p.

86. Yoshida A, Ushiku T, Motoi T, et al. A análise imunohistoquímica de MDM2 e CDK4 distingue osteossarcoma de baixo grau de mímicos benignos. Mod

Pathol. 2010;23(9):1279-1288p.

87. Yoshida A, Ushiku T, Motoi T, et al. Coexpressão imunohistoquímica de MDM2 e CDK4 em osteossarcoma de alto grau: correlação com um subtipo desdiferenciado. Am J Surg Pathol. 2012;36(3):423-43p.

88. Dujardin F, Binh MB, Bouvier C, et al: A imunohistoquímica MDM2 e CDK4 é uma ferramenta valiosa no diagnóstico diferencial de osteossarcomas de baixo grau e outras lesões fibro-ósseas primárias do osso. Mod Pathol. 2011;24(5):624- 637p.

89. Wang L, Motoi T, Khanin R, et al. Identificação de uma nova e recorrente fusão HEY1-NCOA2 em condrossarcoma mesenquimal com base num rastreio genómico de dados de expressão de exões. Genes Chromosomes Cancer. 2012;51:127-139p.

90. Rocchi A, Manara MC, Sciandra M, et al. O CD99 inibe a diferenciação neural das células do sarcoma de Ewing humano, contribuindo assim para a oncogénese. J Clin Invest. 120(3): 2010;668-680p.

91. Fujiwara T, Fukushi J, Yamamoto S, et al. A infiltração de macrófagos prediz um mau prognóstico para o sarcoma de ewing humano. Am J Pathol. 2011;17(3):1157-1170p.

92. van Doorninck JA, Ji L, Schaub B, et al. Os protocolos de tratamento actuais eliminaram a vantagem prognóstica das fusões de tipo 1 no sarcoma de Ewing: um relatório do Children's Oncology Group. J Clin Oncol. 2010;28(12):1989-1994p.

93. Lee AF, Hayes MM, Lebrun D, et al. FLI-1 distingue o sarcoma de Ewing do osteossarcoma de pequenas células e do condrossarcoma mesenquimal. Appl Immunohistochem Mol Morphol. 2011;19(3):233-238p.

94. Wang WL, Patel NR, Caragea M, et al. Expression of ERG, an Ets family transcription fator, identifies ERG-rearranged Ewing sarcoma. Mod Pathol. 2012;25:1378-1383p.

95. Yoshida A, Sekine S, Tsuta K, et al. NKX2. 2 é um marcador imunohistoquímico útil para o sarcoma de Ewing. Am J Surg Pathol. 2012;36:993-999p.

96. Miettinen M. Keratin immunohistochemistry: update on applications and pitfalls. Pathol Annu 1993;28:113-43p.

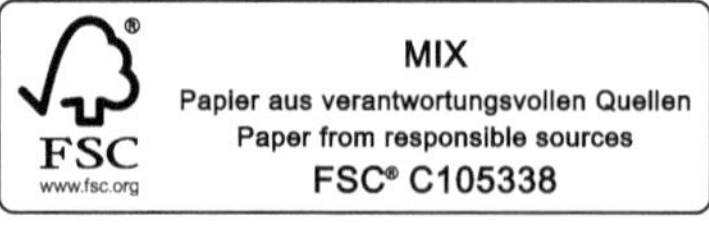

Printed by Books on Demand GmbH, Norderstedt / Germany